王旭亞 Jelly Wang ——著

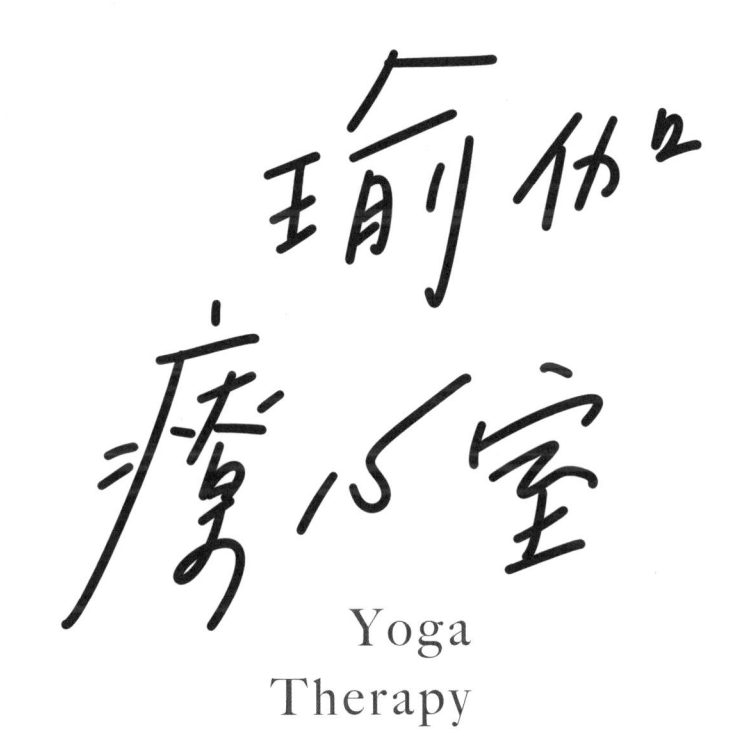

瑜伽療心室

Yoga Therapy

寫給分心、疲乏、壓力、
失眠、疼痛、焦慮、憂鬱的你，
體貼身心的指引練習

· 目錄 ·

推薦序：藉著瑜伽療癒，體驗健康與平衡的境界 — 6
推薦序：瑜伽，從「心」開始 — 8
推薦語 — 10
作者序 — 14

/ Before · 現在的我好嗎？ /

問問自己：我現在正在發生什麼事？ — 20
動起來之前，你可能想問… — 27
Q. 我的筋很硬，是不是不適合做瑜伽？ — 27
Q. 我從來沒上過瑜伽課或有其他運動習慣，也能練習嗎？ — 28
Q. 我曾經因為做瑜伽受傷，到現在都還有點陰影，
　 還能做這些練習嗎？ — 29
Q. 我現在身體上有一些疾病，我能做嗎？ — 30
Q. 關於書中的練習，我要做多久，才會有效果？ — 31
Q. 練習時，一定要在瑜伽教室這樣的空間嗎？ — 32
Q. 練習時，一定要備齊瑜伽墊、瑜伽磚等輔具嗎？ — 33
Q. 練習時，一定要達到書裡寫的「次數」嗎？ — 34
Q. 練習時，一定要達到書裡寫的「時間長度」嗎？ — 34
Q. 練習時，一定要做完整個「組合」嗎？ — 34
Q. 一定要按照每個「組合順序」嗎？是否可以換順序，
　 或自行挑選幾項練習重新組合？ — 35
Q. 哪個「時間點」練習最好呢？ — 36

/ Lesson 1 · 分心 /

分心，是因為你總把心分給別人 — 42
瑜療師和你聊聊：用自己的節奏走在這個世界裡 — 48

| Cloumn | 減少分心的生活練習 —— 50

四階段幫助專注練習 Me Time —— 51
| 動作 | 眼球活動 —— 51
| 呼吸 | 口說數息 —— 53
| 靜觀 | 聚焦自己 —— 56
| 問問自己 | 寫下真實感受 —— 63

Lesson 2 · 疲乏

疲乏，是因為你的界限漸漸模糊 —— 68
瑜療師和你聊聊：疲乏是失去界限的提醒機制 —— 73
| Cloumn | 保持界限與心靈彈性的生活練習 —— 76
四階段恢復彈性練習 Me Time —— 77
| 動作 | 各方向伸懶腰 —— 77
| 呼吸 | 鼻口等長呼吸 —— 80
| 靜觀 | 擁抱自己 —— 82
| 問問自己 | 寫下真實感受 —— 85

Lesson 3 · 壓力

壓力，讓你停下來看看自己 —— 90
瑜療師和你聊聊：讓壓力成為助力 —— 96
| Cloumn | 與壓力共處的生活練習 —— 101
四階段舒壓練習 Me Time —— 102
| 動作 | 搖擺吧 —— 102
| 呼吸 | 方形呼吸 —— 106
| 靜觀 | 默數吐息 —— 107
| 問問自己 | 寫下真實感受 —— 109

Lesson 4 · 失眠

失眠，是生活奪走了你所有的注意力 —— *114*
瑜療師和你聊聊：在睡前，歸零為最簡單的自己 —— *119*
  | Cloumn | 減少睡前過度用腦的生活練習 —— *123*
四階段好眠練習 Me Time —— *124*
  | 動作 | 雙腿靠牆 —— *124*
  | 呼吸 | 三角形呼吸 —— *128*
  | 靜觀 | 呼吸掃描身體 —— *129*
  | 問問自己 | 寫下真實感受 —— *133*

Lesson 5 · 疼痛

疼痛，是身體為你說不出的苦發聲 —— *138*
瑜療師和你聊聊：疼痛的信號起因 —— *145*
  | Cloumn | 正向看待「痛」的生活練習 —— *149*
四階段溫柔待自己練習 Me Time —— *151*
  | 動作 | 慢柔移動和敞開 —— *151*
  | 呼吸 | 簡易左右鼻腔交換呼吸 —— *156*
  | 靜觀 | 關注左→右→中心身體 —— *158*
  | 問問自己 | 寫下真實感受 —— *161*

Lesson 6 · 焦慮

焦慮，或許是你過度要求自己 —— *166*
瑜療師和你聊聊：正視焦慮，避免渲染蔓延 —— *175*
  | Cloumn | 與焦慮共處的生活練習 —— *179*

四階段排解焦慮練習 Me Time —— 180
- 動作　躺姿畫圓 —— 180
- 呼吸　4－7－8 呼吸 —— 189
- 靜觀　收放掃描身體 —— 191
- 問問自己　寫下真實感受 —— 197

Lesson 7 · 憂鬱

憂鬱，是過去經歷或情緒的匯集 —— 202
瑜療師和你聊聊：把目光拉回當下，憂鬱便會慢慢淡化 —— 213
- Cloumn　當憂鬱感出現的生活練習 —— 217

四階段緩解憂鬱練習 Me Time —— 218
- 動作　紮根落地 —— 218
- 呼吸　胸腹呼吸 —— 225
- 靜觀　回歸當下 —— 227
- 問問自己　寫下真實感受 —— 231

Lesson 8 · 在練習與生活中重整自己

完整身心練習 8 步驟：先停再動 —— 236
四個「一」身心練習 —— 243
關於「一個人」、「全人」的身心概念 —— 247
從日常事件，培養自我覺察能力 —— 258
透過深度自我思考與整理，撕下單一標籤 —— 272
透過深度自我整理與反饋，更靠近真正的自己 —— 282

・推薦序・

藉著瑜伽療癒，
體驗健康與平衡的境界

現代社會的生活節奏加速、壓力也隨之增加，越來越多人受困在各類的身心問題，諸如焦慮、失眠甚至是憂鬱……瑜伽療癒是透過療癒師運用瑜伽的方法和技巧作為引導，幫助個案找出適合個人的身心平衡狀態。旭亞藉由本書的出版，用心帶領讀者一步一步去觀察、覺察身體心靈的訊號與步調，同時以平和的理解、以及清楚的指引與讀者一同抽絲剝繭問題背後的根源。

本書專注在實務入門的部份，針對常見的身心問題制定了練習計畫，從簡單的動作練習、呼吸調節、到個

人感受的觀察與描述，書中的圖文介紹幫助讀者更容易熟稔執行步驟，再透過生活上持之以恆的練習與反思，逐步重整自己，找到個人平衡與和諧的狀態，也學會更好地面對生活上種種挑戰。

很榮幸能夠在本書出版之前就能搶先閱讀，這本書對於讀者來說是一個很好的起點，歡迎與旭亞一同體驗健康與平衡的境界！

藍海學苑 院長
財團法人宏恩綜合醫院 復健科主任
臺灣肌能系貼紮學會 理事長
洪千婷

· 推薦序 ·

瑜伽，從「心」開始

忙碌的工作與節奏快速的生活，是現代人的寫照。有時候連坐下來吃頓午餐都很困難，更遑論好好休息、檢視自己的內心這種奢求。累積的疲乏、壓力，讓你焦慮、失眠，漸漸地無法專心、身上也出現莫名疼痛。

於是你常常想著：

「等最近忙完，我就要好好睡覺。」

「等這個案子結束，我就要消失一週，誰的電話都不接。」

「等今年過完，我就要……。」

可惜生活一直前進，你很難等到那個切點。但，其實你有更簡單的方式可以改善，恢復身心平衡。

瑜伽療癒是採取瑜伽身體動作來改善和調整個人的身心狀況，本書作者旭亞是臺灣少數取得 C-IAYT 國際瑜珈療癒師資格的瑜珈療癒師，擁有豐富的教學經驗。透過本書動作引導與覺察練習，你我都可以再次接觸自己的內心；無論是疲乏、壓力、失眠、疼痛、焦慮、憂鬱……，只要你願意，都可以透過這本不一樣的瑜伽書得到緩解。

從「心」開始的瑜伽，邀你一起：）

社團法人臺灣瑜珈療癒協會　理事長
藍海曙光集團 永誠復健中心 行政督導
劉毓修

註 ——
這兩頁有些「珈」採用「王」字部，是因為其名稱已登記為「珈」。

・個案推薦語・

多年前,我因「登山意外」造成胸椎第 11 ～ 12 節爆裂性骨折,暫停了所有登山與單車活動,並開啟瑜伽療癒練習。旭亞老師教我每日透過呼吸並將意識帶至受傷部位,然後記錄身體當下感知。透過七年的不斷練習,我從每口呼吸中覺察到自身的情緒變化,並開始將覺察應用於工作、生活及投資理財上。謝謝旭亞,在我人生低谷時有幸遇上妳,真好!瑜伽療癒已是我生活一部分,也是一輩子的功課,它讓自我得以實踐,也讓生活繼續流動～

台灣良得電子(股)公司內部稽核主管／丁小鈴

．．．

先前我苦於足底筋膜炎及工作壓力,恰巧遇上旭亞老師的瑜伽療癒。一開始很痛苦,但一段時間後,我的足底筋膜炎痊癒了!老師用各種方法帶領,重點在找回身心平衡,我學會運用各種呼吸方式來幫助自己放鬆和

解壓，印象深刻的是「覺知」與「洞察」練習，在每次課程後記錄下自身感覺。雖非每次練習都能精進，有時也會無感或分心，但在一段時期後，我發現找回對自身感覺的連結，越來越認識自己的身體，也了解自身限度，更接受自己的身心狀態，不再一味追求完美！我也將這些方法運用到日常生活中，讓自己越活越好！

輔仁大學退休行政人員／李紅虹

. . .

　　瑜伽療癒是一段專注意念、啟動覺察並伴隨呼吸，與自己相遇、相知、相惜、相愛的過程。透過內觀冥想、純化意念、簡單無我、不受束縛、能量徜徉等各種練習，我在當下見己心、隨己念、隨心所欲、隨心所喜、擇善、散發能量，並能夠做到敬他、利他與愛他，是一個圓滿生活的歷程。我因跟隨瑜伽療癒的練習，使自己的身心靈粹化，讓自己邁向更簡單良善的美好！

教育單位行政人員／張桂瑛

・・・

　　從暴食、消化不良、失眠到身心靈全部崩潰，最後不得不停下腳步。老師引領我從察覺身體（小我）到情緒，最後看到真實的自我（大我）。開始與自我相處之後，我的心逐漸平靜，也開始有勇氣捨棄不需要的，迎接適合我的；我的羞愧感逐漸被自我疼惜取代。現在的我可以好好吃東西、消化系統進步很多、一覺到天亮並且大部分時間都感到平靜。我是一位按摩師也是一位訓練師，旭亞老師的瑜伽療癒帶給我許多啟發。

Kang Refresh 創辦人／林姵吟

・・・

　　察覺當下身體感覺與情緒，重新學習照顧自己，聽似很簡單，但要落實並成習慣，卻需要時間與耐心，更要有毅力與堅持。瑜伽療癒帶給我最大的幫助是安心與

平靜，身邊有旭亞導師的陪伴，在我走太快時，她會提醒我放慢步伐；當我走慢時，她會放慢速度和我一起走；有時我會停滯或偷懶，她會停下來等我，並和我討論釐清「當下發生什麼事？」我可以放心地表達感受與想法。瑜伽療癒也帶給我在治療疾病上的輔助，雖然我被醫生告知需要長期服藥，但旭亞老師卻提供我不同的練習方式，讓我在這過程中更能感受到自己、愛自己，協助我逐步找回因長期疾病失衡的身心。

公司執行長／張正揚

・作者序・

　　自從 2020 年出版《從呼吸開始的瑜伽療癒》之後，我陸陸續續收到許多非自己學員、非瑜伽練習者的回饋，他們大部分都會提到：「瑜伽和我所想的不一樣！」、「原來瑜伽不是只有拉筋。」、「瑜伽竟然可以做到那麼多事！」這對我來說，已經達到我要傳遞瑜伽本質、瑜伽療癒精神的目的。雖然按總體比例來說，認識到這個概念的族群仍屬偏少，但我始終相信，只要我願意堅持傳遞下去，會有越來越多人知道它並從中受惠。

　　對我來說，此次寫這本書最大的挑戰是：「白話闡述專業知識和哲理，將專業術語化為人人皆能懂的語言，是我這次最大的挑戰！」在第一本書中，有許多人向我回饋：「文字看起來很簡單，卻還是需要多讀幾次才能意會。」、「有些哲理乍看之下好像懂，但卻又有點深奧。」、「好像要有點聰明的人，才能懂妳在說什麼。」因此我開始反思還可以做些什麼以貼近大眾需求，以及，

如果我的目的是要讓所有人都能認識瑜伽療癒，我還可以再做些什麼？

有次，我和一位做教育的朋友交流，我們討論到如何用語言讓自己的教學對象更易進入學習狀態，他說：「我認為真正的老師並不是說出多厲害的專業術語，而是用該對象能聽懂的語言解釋專業術語，這才是真正的老師！」他發現許多學識淵博的老師最後都會陷入滿口術語，卻無法闡釋其義的盲點中，朋友更說：「應該先釐清自己是要成為『教育者』還是『學者』？」

有了那次的交流後，這幾年規劃團課和講座、寫文章、拍影片、接觸個案時，我不斷提醒自己是「引導者」，並且持續嘗試轉換語言及應用生活舉例，練習將專業知識大眾化，每當受眾有迴響甚至能舉一反三時，我就更確定我正走在自己的目標道路上。

同時，這幾年裡，常常在團課中或一次性講座之後，總有學員會詢問：「那我平常可以做些什麼？」、「我

XX 有問題，我可以做哪個動作？」、「我不可能去台北找妳上課，有其他和妳一樣類型的老師可以介紹嗎？」這的確是一個非常實際的問題，雖然我已將觀念傳遞出去，也被大家接受了，但後續呢？學生們不太可能在幾堂課或一次性練習後就開始獨立練習，確實需要有人從旁引導並經過一段時間後才能自行步上軌道。因此我也陸續拍攝影片、持續撰寫文章，在自己能力所及下維持「瑜伽療癒（Yoga Therapy）」的曝光。

因此也就有了這本《瑜伽療心室》的出現，我整理出這幾年許多人碰到的狀況，以及詢問我「可以做些什麼？」為參考，以符合大眾、各年齡層，並考量個人練習的安全與便利性，設計出簡單好學的動作、呼吸和靜觀組合。此外，更將重點放在「觀察」這部分，期望透過步驟引導，帶領大家嘗試「觀察自己」，更重要的是，能徹底落實在日常生活與生命旅程中！

我常常都會半開玩笑地說：「緣份到了，自己就會進到瑜伽療癒來！」而這本書的出版也像是冥冥中注定，

在我撰寫本書至一半時,竟發現自己懷孕了,接下來暫時離開教學場域勢在必行,至於要離開多久、學員和個案們該如何是好,也成為我安排後續行程的牽掛之一。不過,回到瑜伽療癒的最終精神——每個人都要擁有獨立能力照顧自己,我想這本書短期內不僅可成為替代我本人的工具書,日後更能成為人人適用的身心練習!

感謝我的學員們和個案們,你們是我學習知識的最珍貴資源!感謝一次性講座和活動的參與者們,你們的回饋是我推廣瑜伽療癒的最大助力!感謝默默潛水和私訊的網友們,你們的留言是我走在這條路上的最大堅定!當然最要感恩的還是我的家人和神隊友,即便我做的是一份在普世價值中不穩定且變動高的工作,有你們的愛和無條件支持,我才能在這個非主流中安定翱翔!

「瑜伽是一段旅程,學習瑜伽是一個過程,有過程的旅程,才是一趟永垂不朽的生命旅程。」── 瑜療師碎念

本書作者 王旭亞

YOGA · THERAPY

Before

現在的我，
好嗎？

你有分心、疲乏、壓力、失眠、疼痛、焦慮、憂鬱的困擾嗎？本書以瑜伽療癒的基礎概念為起點，隨時隨處以「動」進行身心調節，如同地震釋放能量一般，助你面對各種情緒狀態和需求。

Before practise

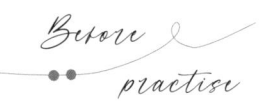

問問自己，
我現在正在發生什麼事？

　　首先，我想邀請你先做一個「概略的自我觀察」。無論此時此地的你是什麼狀態，請嘗試坐下來、趴下來或躺下來。先刻意地以鼻子深深吸氣、嘴巴大口哈氣，就像打呵欠，甚至可以將舌頭伸長出來，重複幾次。

　　等到你覺得差不多之後，回到原先自然呼吸的狀態。接著，讓眼睛盯著一個標的物，或將視線放軟，又或是閉起眼睛。

留意這一刻。

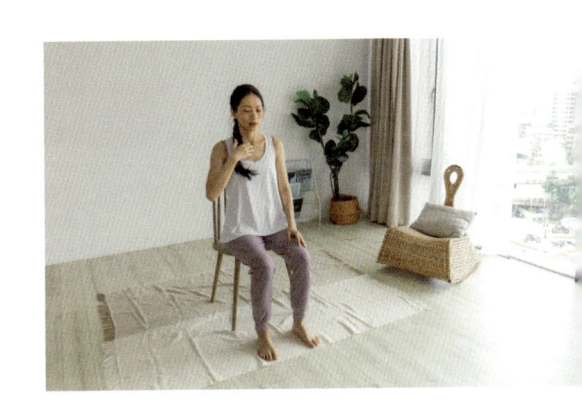

觀察這一刻。

感覺這一刻。

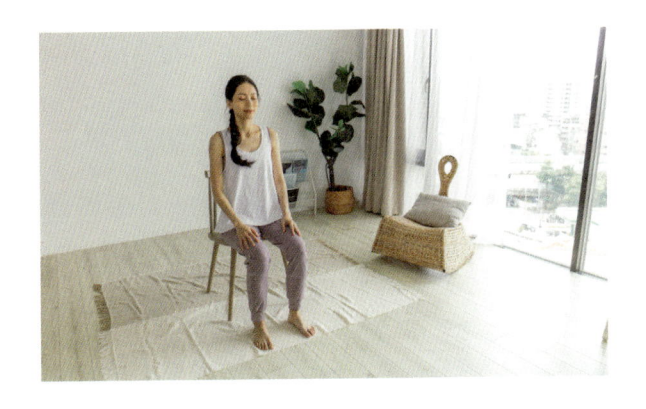

概略的自我觀察

　　準備好之後,重新將視線放回這個表格。盡可能寫下此時此地你的所有狀態、現象和感覺,就算沒有觀察到什麼、感覺到什麼,也是一種觀察和感覺,因此你也可以寫下:「我現在沒有觀察到」或「我現在沒有感覺到」。

- 我現在的身體感覺 _____
- 我現在的呼吸感覺 _____
- 我現在的念頭感覺 _____
- 我現在的內心感覺 _____
- 我現在的整體感覺 _____

　　寫完之後,請給自己幾分鐘時間,仔細地看著剛剛寫下的所有感覺描述,甚至可以將它們唸出來。

接著，請根據你現在最明顯的一個「整體感覺」，並對照以下所提供的感覺形容參考，然後翻閱至相對應的頁數，先讓自己動起來。

「無論你現在正在發生什麼事，請先『動起來』！」

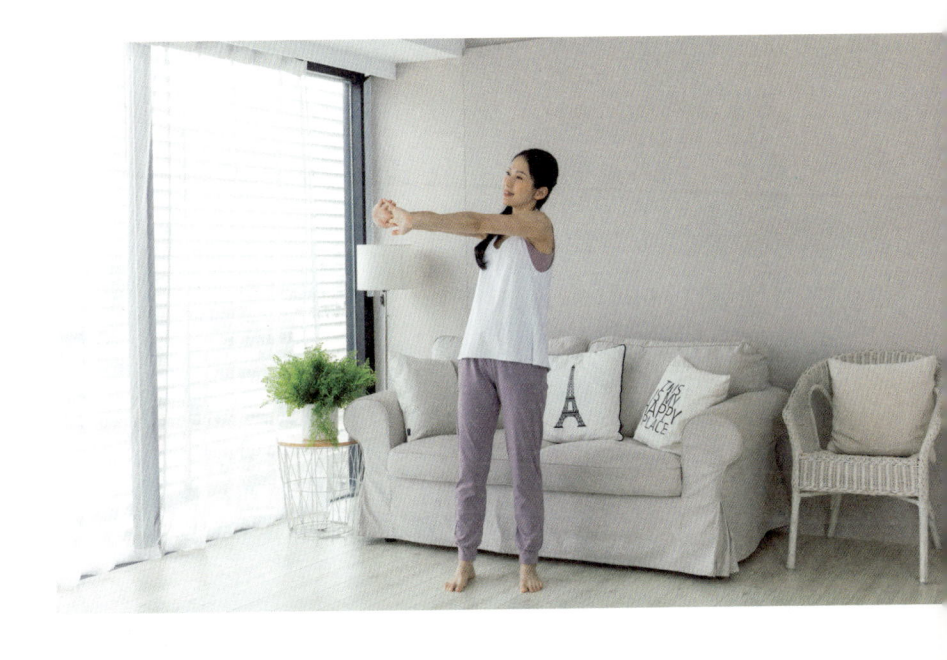

「**我現在覺得分心。**」

「我同時可能也覺得：干擾、困惑、迷惘、混亂、混淆不清。」

→請參 42 頁

「**我現在覺得疲乏。**」

「我同時可能也覺得：倦怠、睏乏、委靡、無力、無精打采。」

→請參 68 頁

「**我現在覺得有壓力。**」

「我同時可能也覺得：負荷、負擔、壓迫、重壓、喘不過氣。」

→請參 90 頁

「**我現在覺得失眠。**」

「我同時可能也覺得：入睡困難、輾轉反側、睡眠中斷、提早清醒。」

→請參 114 頁

「**我現在覺得疼痛。**」

「我同時可能也覺得：痠痛、壓痛、悶痛、刺痛、絞痛、灼痛、心痛。」

→請參 138 頁

「**我現在覺得焦慮。**」

「我同時可能也覺得：擔心、不安、害怕、緊張、焦急、疑慮、心慌意亂。」

→請參 166 頁

「**我現在覺得憂鬱。**」

「我同時可能也覺得：失望、沮喪、哀傷、難受、空虛、低落、興致缺缺。」

→請參 202 頁

身心的「動」如同地震，地球內部會透過板塊錯動、推擠等移動方式，適時釋放累積過多的能量；動物們也會透過打哈欠、甩頭等動作行為，適時釋放壓力。

我們生活在這個錯綜複雜的大環境中，適時釋放能量和壓力更是每個人必須要做的事，只是往往被忽略了。人需要和地震、動物一樣，透過「動」的方式將身體、精神及情緒中持續積累的感覺排泄出去。

　　而「瑜伽」是眾多動的方式之一，藉由「瑜伽工具」幫助我們隨時隨處以「動」進行調節。就像調節音量大小聲般，如此才能用最適當的能量面對各種情境，在需要耗能時幹勁十足，在需要節能時放鬆休息，而不是經常失控地讓自己過度損耗或氣弱無力。

　　這本書會陪伴你進行七大主題的練習，包括分心、疲乏、壓力、失眠、疼痛、焦慮、憂鬱，都是這個時代的我們常有的身心困擾或問題，我非常鼓勵你在每個主題中停留久一些，除了透過親身練習體驗，更透過他人的故事向內覺察。更重要的是，最終能將第八主題「在練習與生活中重整自己」好好運用於自己的日常生活及整個人生裡。

Question & Answer

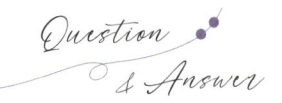

動起來之前,你可能想問⋯

Q. 我的筋很硬,是不是不適合做瑜伽?

A 只要你有一副身體,就能做瑜伽! 由於長期的謬傳外加商業宣傳,導致瑜伽無形中被狹隘定義成某種特定的模樣,甚至被污名化成「練瑜伽很容易受傷」。

筋軟或筋硬的說法也過於簡單封閉,它必須以生理和心理等各層面來看待,例如:你努力將外在身體練得很柔軟,但你的內心真的柔軟嗎?反觀內在很柔軟的人,他們外在身體倒不一定是柔軟的。再者,柔軟對於你而言是什麼?這才是更值得自我探討和深思的。

因此,我鼓勵你先放下「我的筋很硬」這個想法,甚至是其他對自己身體的成見和批判,像是「我手腳不協調」、「我運動細胞不好」等,不妨先練習動動看吧。

Q. 我從來沒上過瑜伽課或有其他運動習慣,也能練習嗎?

A 非常鼓勵從來沒有上過瑜伽課,甚至是沒有運動經驗的你來試試看,**體驗身體和呼吸活動後的感覺!**

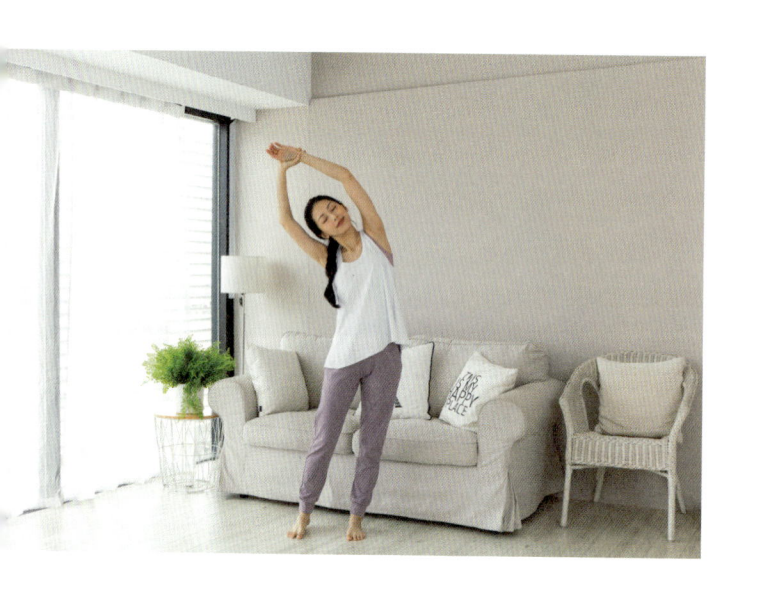

如果跟著書中指引，你仍覺得有點難理解，也鼓勵你前往實體課程，也許透過合格教師的實際指導後，再回到本書跟著練習，會更容易上手喔。

Q. 我曾經因為做瑜伽受傷，到現在都還有點陰影，還能做這些練習嗎？

A 如果確認曾經受傷的部位已經復原，我非常鼓勵你重拾瑜伽練習，體驗看看書中的這些練習方式和先前接觸的瑜伽練習有何不同。

雖然我不知道當初你是如何在瑜伽練習中受傷的，在受傷後會有些陰影也屬正常，但我更鼓勵你**化陰影為提醒**，在這些練習中更能夠提醒自己，亦是**身心練習的基本原則**：

1. 動作放慢、放輕。
2. 呼吸自然，不刻意追求深呼吸和長呼吸。
3. 隨時調整你當下需要的、適合的身體位置。

4. 不需一次做滿做到位，更毋需從頭做到尾，隨時都能讓自己停下休息。

Q. 我現在身體上有一些疾病，我能做嗎？

A 首先，**你必須先與你的醫生確認和討論**，你目前的疾病是否能夠自己做一些簡易的身體、呼吸和靜觀練習？如果醫生判斷可以，那麼就能放心嘗試練習。

如果是非常特殊的狀況，被醫生告知必須暫停任何身體活動，請安心休息。但可以先透過閱讀書中的文字和概念，重新認識自己的身心，有朝一日當醫生確認你能開始活動，屆時再練習也不遲。

如果你當前需要的是非常針對性的治療，必須透過各領域的專業治療師協助，就請好好跟著療程，畢竟有專業人員根據你的個人狀況做治療規劃與指導，會更有益於康復。日後待療程結束、可以自己練習時，相信更能得心應手。

Q. 關於書中的練習，我要做多久，才會有效果？

A **因人而異**。我能理解大部分的人在接觸新方法前，通常都會先問成效，畢竟遇上問題、找出方法、解決問題，一直是整體教育和環境給予的目標，因此大部分人也就將「有問題就解決、有解決就有結果」畫上等號，但無論是增進身體和呼吸能力，或向內探索自我都不是一蹴可及的。

我更鼓勵你開始嘗試理解所有身心狀況是事出必有因，而<u>這個「因」通常不是單一因素，很可能是由各種大小因素集結而成，就像羅馬不是一天造成</u>。有些「因」可能很顯而易見，有些卻是小到你根本不會知道，但卻暗藏在身心各處。

我沒有辦法向你保證是否有效果或效果百分百，但我能肯定的是，只要你肯跟著這本書開啟練習，<u>**確切實行並持續實踐**，你將會發現有些狀態會開始改變，**趨向新狀態**</u>。至於最終的成效多寡，必須取決於：

1. 個人的整體現狀：包括生理和心理的條件、狀態及意願高低。

2. 個人的生活環境：包括飲食、睡眠、工作、社交及家庭關係。

3. 個人的練習品質：包括頻率、次數、專注度及用心程度。

4. 其他不可控因素：包括所有的突發狀況可能導致必須先暫停練習。

Q. 練習時，一定要在瑜伽教室這樣的空間嗎？

A 如果能讓練習空間與生活空間劃分開來，當然是非常理想的狀態，這可以幫助你暫時離開習慣的場域，轉換到另一個新空間，讓身心獲得新刺激和新感受。

雖說一個良好的空間或環境的確有助於練習品質，但就整體實際情況而言，我更推崇**隨地練習、因地制宜**，畢竟大多時候在你感到需要自我調整時，都是為了因應當下情境。比如，正好在公司裡，正因工作落後的進度

而感到很大壓力，一時也無法離開現場，唯一能做的就是在自己座位上做壓力調節練習。

當然，如果你當下有更多條件可選擇，能在一個讓你感到安心、自在的空間裡做練習，那是最好不過了。

Q. 練習時，一定要備齊瑜伽墊、瑜伽磚等輔具嗎？

A 雖說工欲善其事，必先利其器，但也常常因為還沒備好「器」，「我還沒有準備這些瑜伽輔具」而成為延遲練習的藉口。

再者，如同前文說的空間選擇，在大多數時候，你需要因應當下環境做練習，因此在本書的每項組合安排中若有輔具需求，我會註明以某些日常物品做為替代輔具，一樣能進行練習。

如果跟著書中指引練習一陣子後，想要將之納入常規練習，後續再添購專業瑜伽輔具也不遲。

Q. 練習時，一定要達到書裡寫的「次數」嗎？

A 雖說每項練習中皆有提供建議次數，但請**依照你當下的狀態，自行增減次數**。比如，做到一半覺得好累，真的做不下去就停止，直接進入觀察就好。

Q. 練習時，一定要達到書裡寫的「時間長度」嗎？

A 雖說每項練習中皆有提供時間長度，但請**依照你當下的狀態，自行增減時長**。比如，做到一半覺得精神不濟，真的做不下去就停止，直接進入觀察，甚至先做休息，什麼都不需做。

Q. 練習時，一定要做完整個「組合」嗎？

A 如果能做完整個「身體＋呼吸＋靜觀」的組合，當然非常鼓勵完成，但**請依照你當下的狀態，自行決定做完整個組合，或只挑其中一項練習**。比如，現在你的狀態非常需要做練習，但卻只有五分鐘可以做，那麼就挑選身體、呼吸或靜觀其中一小項來做。

Yoga Therapy · 瑜伽療心室

Q. 一定要按照每個「組合順序」嗎？是否可以換順序，或自行挑選幾項練習重新組合？

A 絕對可以，這也是我個人非常鼓勵的。雖說每個組合是對應一個主題做設計，但原則上組合裡的每項身體練習、呼吸練習、靜觀練習皆通用於每個主題。

我安排各個組合順序的目的，是要讓你更有方向、更能輕易著手。當你練習一陣子並且熟悉後，就能嘗試自行更換組合中的順序，比如，先靜觀、再做呼吸、最後再動身體，並觀察更換順序練習後的感覺，與原順序練習後的感覺哪裡不同。也可以嘗試重新組合，比如，挑選 Lesson1 分心中的「眼球活動」（51 頁）＋ Lesson3 壓力中的「方形呼吸」（106 頁）＋ Lesson4 失眠中的「呼吸掃描身體」（129 頁），並觀察重新組合練習後的感覺。

前面的這些動靜態練習皆是一個媒介，重點還是要幫助你更清楚地完成最關鍵的身心整理階段：**留意**、**觀察**、**感覺**和**寫下**。

Q. 哪個「時間點」練習最好呢？

A 所有的時間都適合練習，只要當下你感到需要。

最後慎重提醒你，瑜伽練習是：

1. 需根據醫生診斷，並非自行診斷身心症狀：如果你疑似或已經有某些症狀，**請務必先進行醫療診斷與評估**，並與醫生確認當前的你是否適合瑜伽練習或其他運動，避免閱讀或聽取來源不明的資訊。

2. 輔助治療，非主要治療：如果你現在因某個病症正在進行醫生指定的療程，**請先詢問你的醫生是否合適**，再進行書中的練習，更不能因為做了這些練習感覺有變好，而直接捨棄原有的療程規劃。

3. 指引方向，非指定方法：如果你沒有特殊病症或狀況，只是單純**想要自行調節個人狀態**，可以先按照書中提供的練習步驟，開始建立自己的練習步調，待一段時間熟悉內容並養成習慣後，甚至可以發展出專屬自己

的練習組合。

4. 可彈性調整，非固定不動：雖然我在各個主題中提供包含身體、呼吸及靜觀的練習組合，但請務必**依據你的當下狀態**，自行斟酌完成整個組合，還是僅做其中一小項練習即可，所有練習皆有彈性。

5. 個人感受，非他人要求：即便我在各項練習裡有提到空間選擇、輔具使用、姿勢擺位、練習次數、時間長度、進行順序等，但請務必**依據你的當下需求、感受及實際情形自行斟酌調整**，請記住**按照自身所需的練習才是最踏實、最有效的練習，最重要的是「關注你自己」**。

6. 尋求專業，非閉門造車：我在各個組合中已盡可能安排讓你能隨時隨地安全地練習，但若你自行嘗試後覺得很模糊、有疑惑甚至感覺不對勁，強烈建議**尋求合格認證的瑜伽指導師（Yoga Instructor）、瑜伽療癒師（Yoga Therapist）或其他身心相關專業的治療師**，透過其專業觀察及實際指導，幫助你更清楚了解操作身或心

的技巧，讓日後的自主練習更得心應手，請記得<u>練習不是只有一種特定方式。</u>

7. 環環相扣，非單一因素：為了讓你更輕易理解並容易著手練習，我將大多數現代人會遇上的身心感覺做分類，讓你先從<u>概略的自我觀察（22頁）</u>開始，但這<u>並不表示有這種感覺「就一直是只有這種感覺」，或以這種感覺來定義你這個人。</u>

如果你覺得自己容易生氣，從表層來看，只能看到「生氣」，但如果深入探討，也許會發現生氣情緒的背後還複合了像是羞愧、懦弱或嫉妒的感覺；又比如你可能常感到有壓力，這個壓力很可能導致你產生分心、失眠、焦慮等數種狀態。

8. 僅是眾多身心方法之一，非唯一方法：在書中提供的所有練習是根據瑜伽方法做設計和變化，但不代表瑜伽就是唯一方法、能解決一切，其他專家提供的方法也能幫助提升身心健康品質。因此，非常鼓勵你嘗試書

中的練習後，**日後再加入其他的身心活動和方法，讓自己的身心健康更完整、更全面！**

「瑜伽絕對不是一切，
但瑜伽也許能幫助你找回一切。」
—— 瑜療師碎念

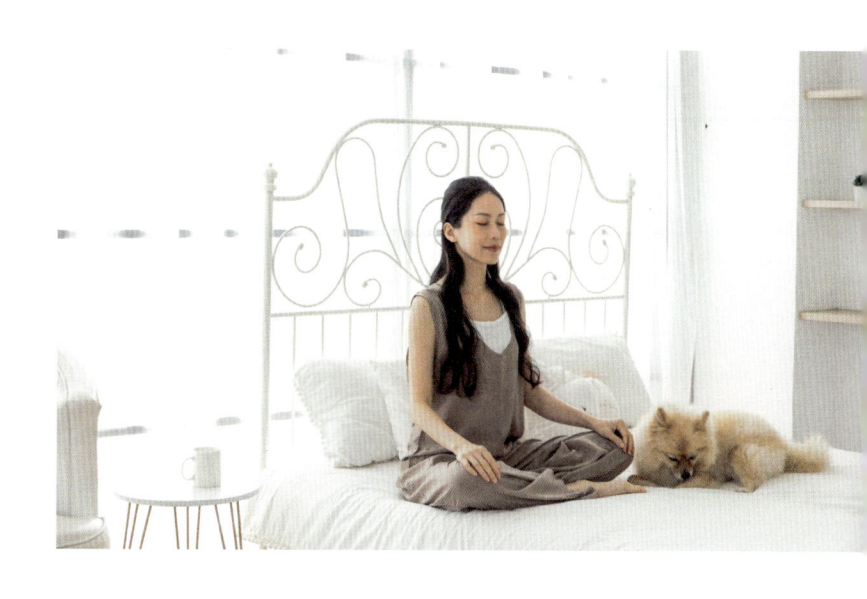

YOGA · THERAPY

Lesson 1

分心

時常感覺到分心、無法專注,因為你總把心分給別人,試著遠離他人他事他物,是幫助你專注於自己的第一步,若能用自己的節奏走在這個世界裡,目光就能回到自己身上。

story

分心，
是因為你總把心分給別人

「遠離他人他事他物，是專注自己的第一步。」
—— 瑜療師碎念

以恩原本是我團課的學員，他固定每週都來我的團課一次。

在每堂課中，我觀察到以恩會趁著一些動作停留時查看手機，有時甚至是邊做動作邊看手機，一堂六十分

鐘的課下來,大概會看手機五到六次。好幾次,當他邊滑手機邊看向我,而我正好對上他的視線時,他會不好意思地點頭示意,然後放下手機回到動作中。

後來他不再帶手機進教室,但是開始查看智慧型手錶,一堂課裡約莫會查看和回覆訊息至少十次,但他仍舊固定每週出現在課堂上。

有天下課後,以恩滿臉苦惱地問我:「老師,請妳告訴我,到底要怎麼專心?」

以恩說:「我每週固定上這堂瑜伽課之外,其餘時間還會參加靜心、打坐、訓練專注力的工作坊和課程。」

他接著說:「我的做事效率絕對很高,因為我可以同時間分心做十一件事情!但也因此容易感到疲勞,而經常發生意外,像是走路會撞門、撞牆、撞人和跌倒啊,常常摔得破皮瘀青,甚至出一些小車禍,但幸好都不嚴重。只是我知道身邊有些人很討厭我這種樣子,連我都

很討厭自己這樣,覺得自己有夠衰。」

當他滔滔不絕地分享時,我心裡其實很高興,因為終於在這麼多堂課後,他有了一些自我發現。

於是,在以恩極力想改變分心狀況的意願下,以及配合他有限的時間安排,我與他一同進行了我稱為「覺察分心」的瑜伽療癒課程,共五堂課,課程目的鎖定在「觀察分心時,產生的所有身心現象」。

第一堂課程開始前,我問以恩:「現在你的整體感覺是什麼?」

以恩:「我很興奮,也有點緊張,因為等等上完這個課,我還要趕下個行程。」

正當我要回應,以恩突然又說:「喔對了,等等我上課到一半可能要先打個電話交代事情。」

我說:「沒問題,如果是重要且急迫的事,那你就先處理。」

以恩有點不好意思地笑：「也沒有那麼急迫啦，就剛好這個時間，我想打個電話回公司確認。」

我：「根據你現在的狀態，你最想要先讓身體活動？還是呼吸活動？還是專注力活動？」他選擇了身體活動。

於是，我引導以恩做**眼球活動（51頁）**，並請他嘗試持續重複不停下，過程中我看到以恩好幾次想看向手錶，但又立刻回到練習動作上。

我問：「你現在有發現什麼嗎？」

以恩：「我…呵…老師，妳剛剛有發現吧？」

我知道他指的是想看手錶的衝動，我點點頭。

他：「我還是會分心耶，一直想東想西。」

我：「請你試著去觀察這個分心，有哪些感覺或現象正在發生。」

他:「嗯⋯就是還是靜不下來啊⋯而且⋯我現在真的很想打電話回公司,老師,拜託妳讓我打一下電話,不然我會無法繼續上課,我會一直想。」

以恩打完電話後,我們進入**聚焦自己(56頁)**,這一次他沒有想要看手錶的舉動,反而努力地跟著我的指引。最後整個練習結束,我請以恩回顧剛剛練習過程中所有發生的事和感覺,然後去對應是否與工作上的分心狀態有類似或重疊的部分。

以恩說:「其實當妳請我觀察正在分心的感覺時,我就好像在專心了,而且沒有那種平常分心時的恍惚恍神,也沒有那種逼迫自己要專心的壓力。」語畢,由於他想趕去下個行程,便沒有再多說什麼,就離開教室了。

接下來的三堂課中,以恩雖然時不時仍會看手錶訊息或要求暫停去回電,但隨著每一堂課的進行,這樣的情形逐步減少,我看得出來,以恩已意識到自己的習慣,因此他很努力地嘗試改變這個慣性行為。

在我們來到第五堂課，也就是合作的最後一堂課結束後，以恩嘆了一大口氣：「與其想方設法讓自己專心，不如先遠離會讓我分心的那些東西。」

我補充道：**「與其想盡辦法讓自己專心，不如觀察自己當下正在發什麼事？我現在正在分心，我現在正在發生什麼事？」**

我肯定地看著以恩：「我想你已經知道要怎麼做了。」

爾後，以恩依舊如常出現在團課中，我看見他進入教室後會脫下手錶並將之靠牆放置。課程進行的過程中，雖然手錶偶爾亮起提示燈時，他會忍不住瞥一眼，卻能很快地將注意力回到當下正在練習的動作上。

瑜療師
和你聊聊

用自己的節奏
走在這個世界裡

如今的我們，生活在一個令人分心的世界。

大多數人的生活中早已離不開智慧型電子產品，它們迅速和便利，卻也同時為我們帶來無數影響及干擾，無形中左右著我們的生活品質和健康，包括身體、思想和人際關係，乃至於養育下一代及兒童身心發展。

我們無能為力要求這世界的運轉慢下來，但我們卻可以**透過自我提醒，用自己的節奏走在這個世界裡**。

我們更沒有辦法要求使我們分心的因素不准出現或

Yoga Therapy · 瑜伽療心室

趕緊走開，但我們卻可以**透過自我觀察，用自己的步調遠離它們**，與其想方設法使自己專心，不如先檢視：

「是什麼使我分心？」

不妨從最能直接觸及、最簡單的方面開始著手，從最能實際操作的行動開始，先遠離那些會影響我們專注的人事物，隨後再增添其他方式，比如運用靜觀練習來輔助自己專心。

Column

減少分心的生活練習

1. 鎖定一個使你分心的最大因素。例如：手機或智慧型手錶。
2. 設定遠離此因素的時間點和時長。例如：每天中午 12：00～下午 1：00。
3. 遠離此因素的這段時間，請做一件你一直沒有好好做的一件事。例如：好好吃飯。
4. 完成遠離練習後，觀察自己的整體感覺。
5. 嘗試持續練習並記錄身心變化。

四階段

幫助專注練習 Me Time

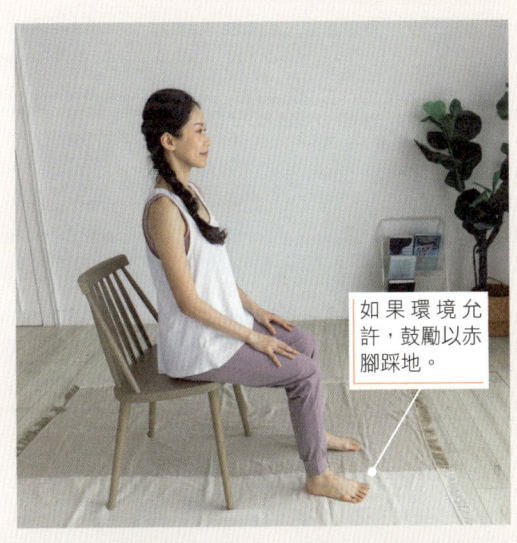

階段 1 ｜ **動作** ｜ 眼球活動

> 如果環境允許，鼓勵以赤腳踩地。

1

找到一個你能夠坐一會兒，最好是雙腳掌都能平踩在地面的椅子。將身體稍微坐直坐高。

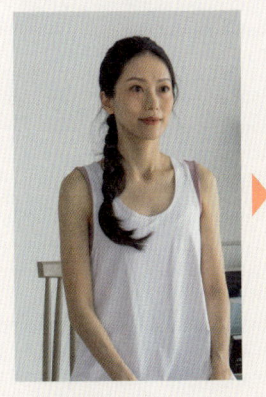

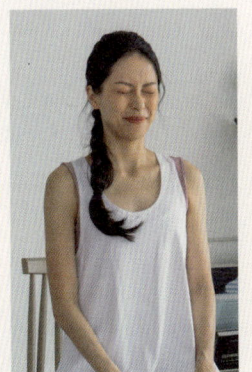

2

將眼睛張到最開、閉到最緊。

開閉為1次，重複5〜8次。

Lesson 1・分心

3

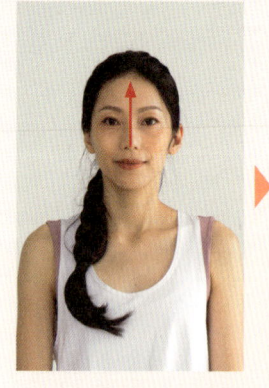

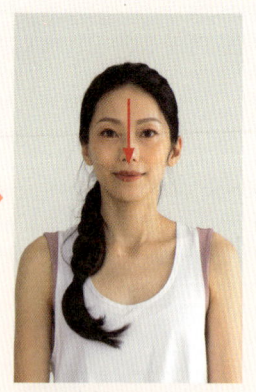

眼球往上,看向眉毛方向。

眼球往下,看向臉頰方向。

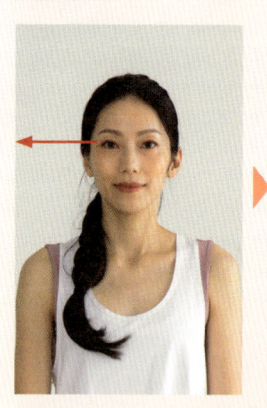

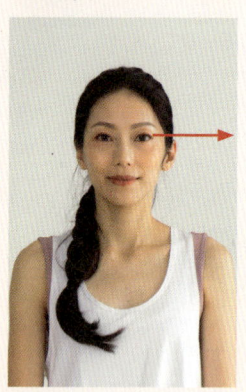

4

眼球往右,看向右眼角方向。

眼球往左,看向左眼角方向。上下右左為1次,重複5～8次。

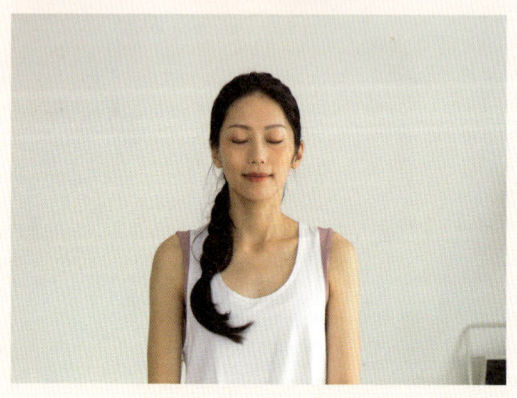

5

你可以眨眨眼,或者閉上雙眼,稍作轉換。

Yoga Therapy ・ 瑜伽療心室

階段 2 | 呼吸 | 口說數息

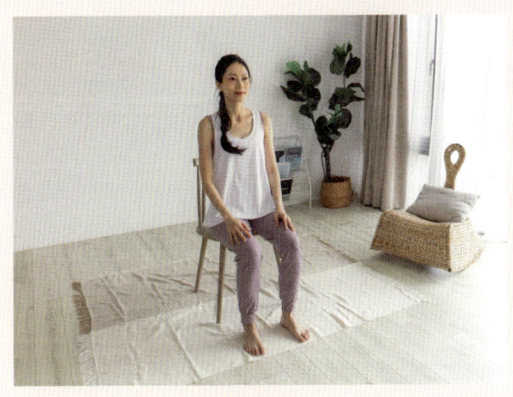

1

繼續坐在位置上,也可以活動一下後坐好。雙腳踩地,繼續保持身體稍微坐直坐高。

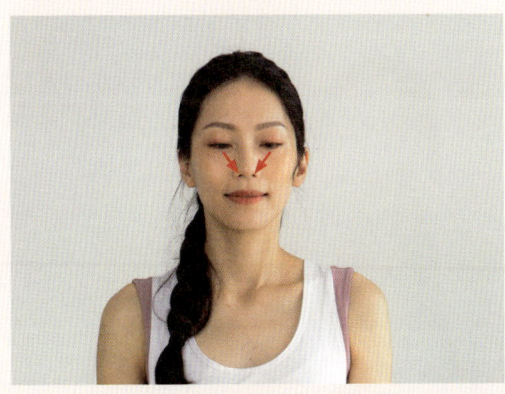

2

將眼睛視線看向自己的鼻子。

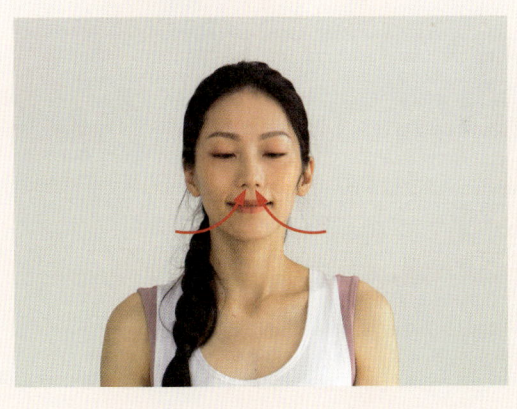

3

鼻子緩緩吸氣。

4

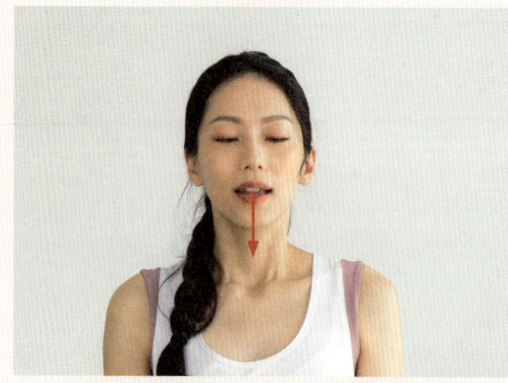

嘴巴微張吐氣。吐氣時,可以選擇哈氣或吹氣,或兩者輪流。

吸吐為1次,重複5～8次。

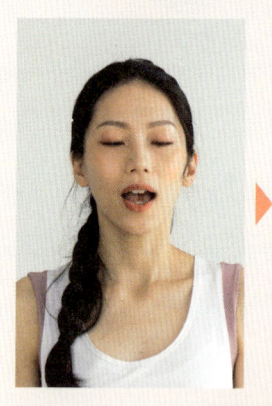

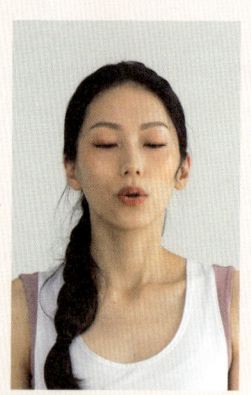

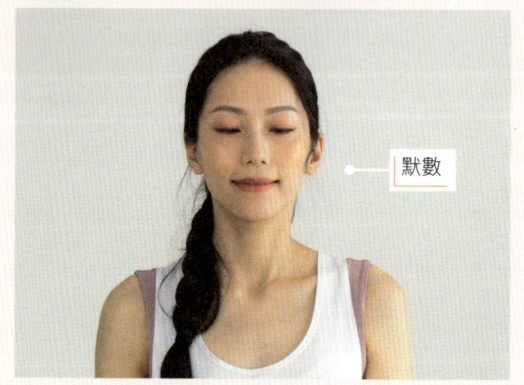

5

鼻子吸氣時,心裡緩緩默數1～4。

默數

Yoga Therapy · 瑜伽療心室

6

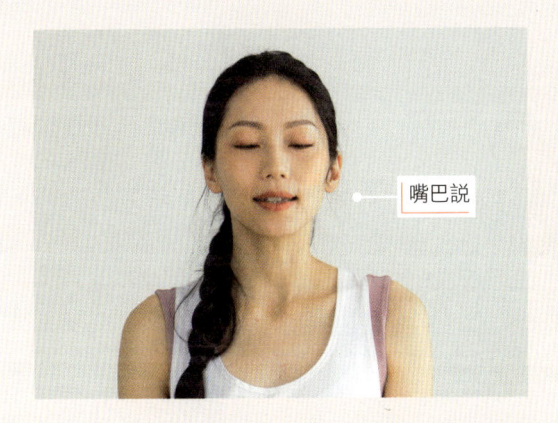

吐氣時，嘴巴直接數出1～4。

吸氣時，心裡默數＋吐氣口說數息為1次，重複5～8次。

嘴巴說

階段 3　靜觀 | 聚焦自己

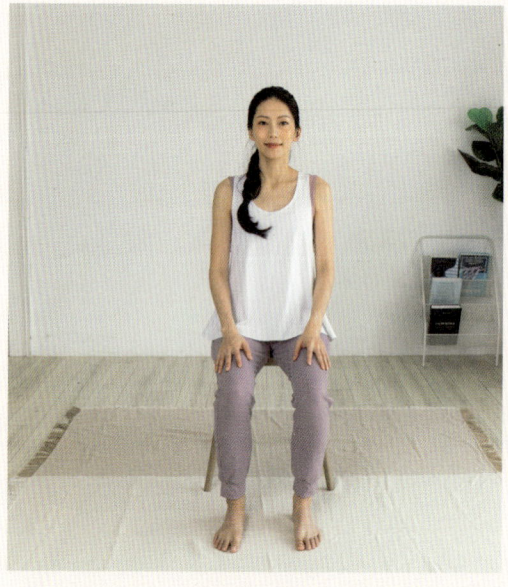

1

找一個此時你想聚焦的物品，擺放在眼前能清楚直視的位置。

2

重新坐回位置上，雙腳踩地，保持身體稍微坐直坐高。

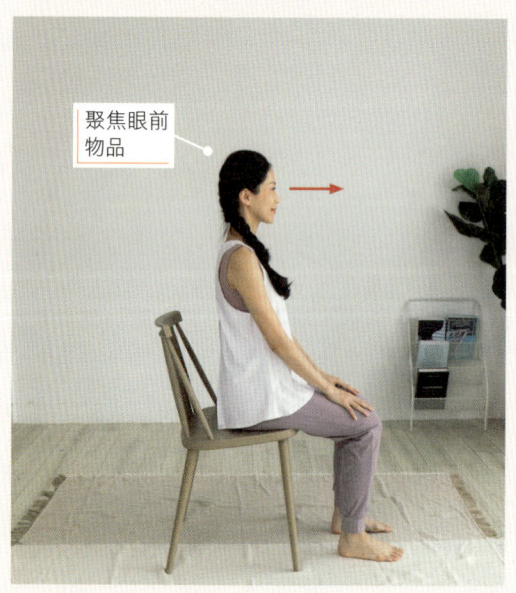

3

聚焦眼前物品

眼睛直視於眼前物品，盡量不眨眼。

持續至少 1 分鐘以上，直到你覺得需要結束為止。

Yoga Therapy ・ 瑜伽療心室

4

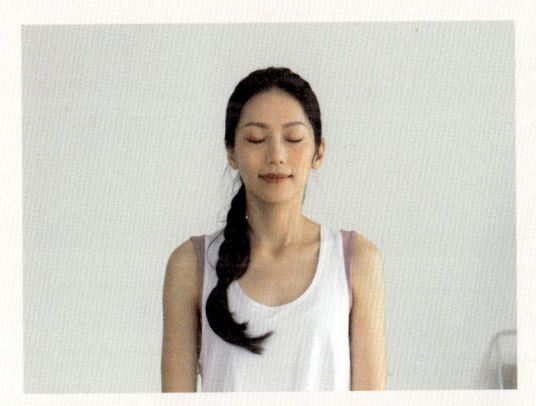

你可以眨眨眼,或閉上雙眼,休息一會兒。

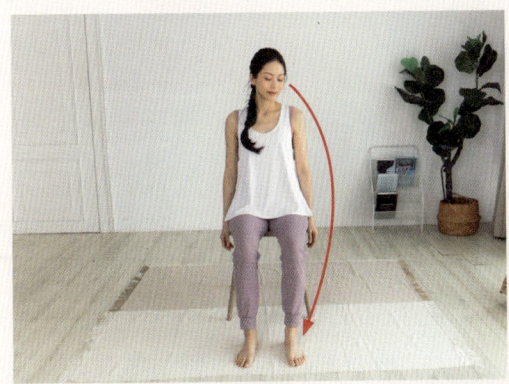

5

接著,眼睛直視整隻左腿,心裡緩緩默數 1～10。

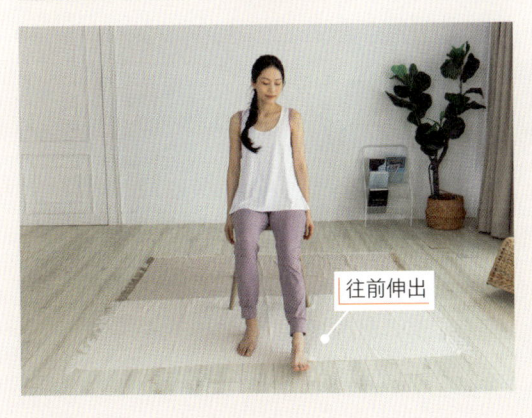

此時你可以將腳向前伸出,讓眼睛更好直視。

往前伸出

6

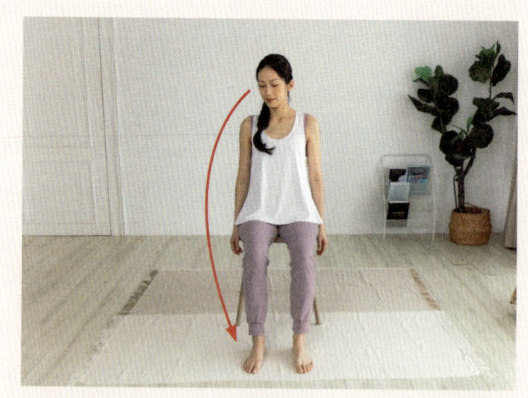

直視右腿,心裡緩緩默數 1～10。

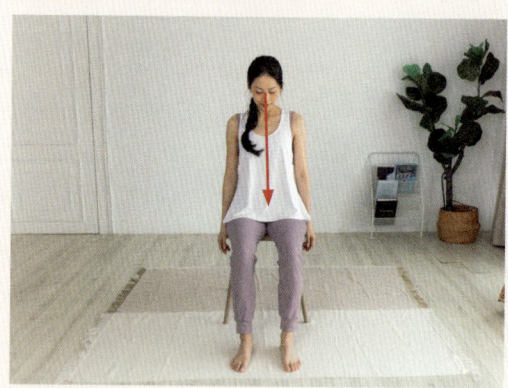

7

直視腹部,心裡緩緩默數 1～10。

8

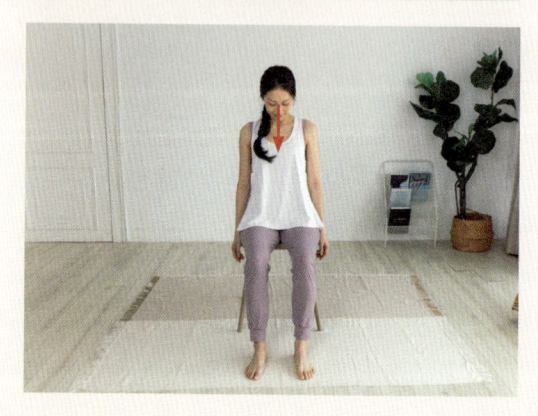

直視胸部,心裡緩緩默數 1～10。

Yoga Therapy ・ 瑜伽療心室

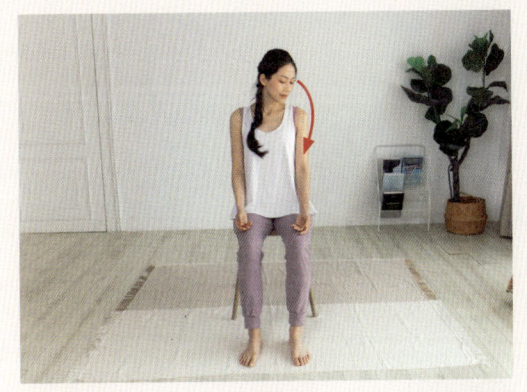

9

直視左手臂，心裡緩緩默數 1～10。

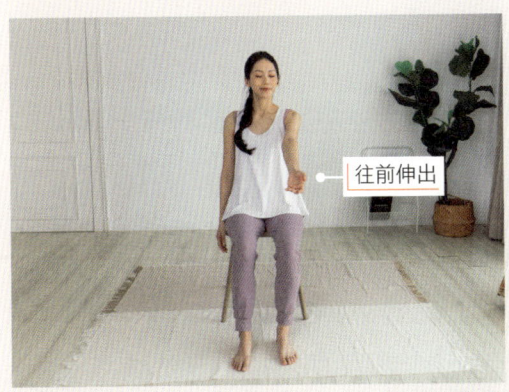

此時你可以將手臂向前伸出，讓眼睛更好直視。

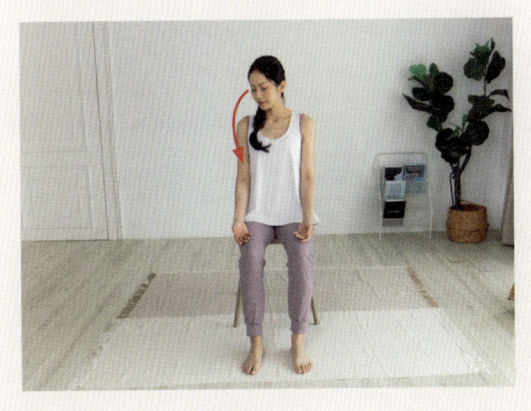

往前伸出

10

直視右手臂，心裡緩緩默數 1～10。

Lesson 1・分心

11

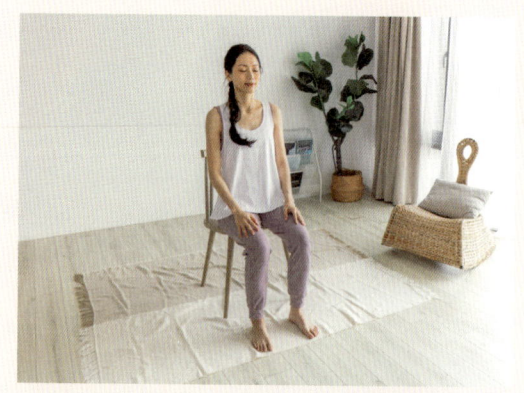

接著,眼皮放鬆,讓視線放軟或閉上雙眼。

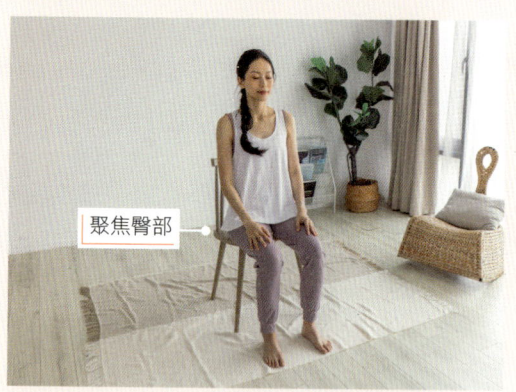

12

意識聚焦臀部,心裡默數 1～10。

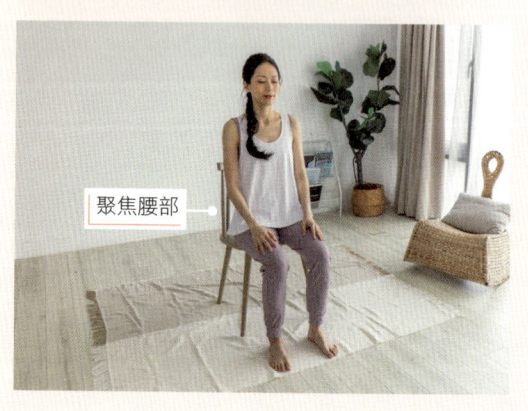

聚焦臀部

13

意識聚焦腰部,心裡默數 1～10。

聚焦腰部

Yoga Therapy · 瑜伽療心室

14

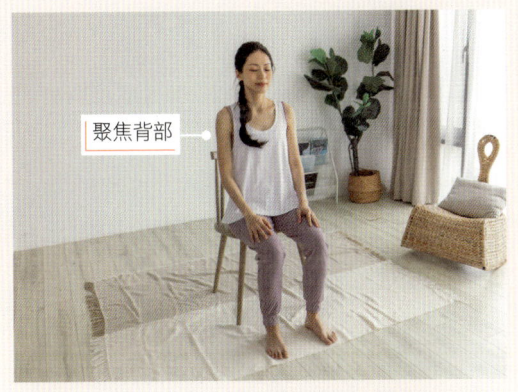

聚焦背部

意識聚焦背部,心裡默數 1～10。

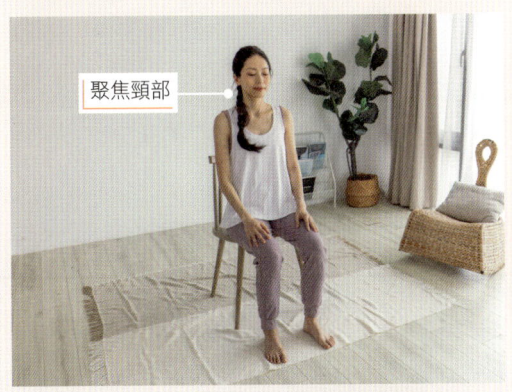

15

聚焦頸部

意識聚焦頸部,心裡默數 1～10。

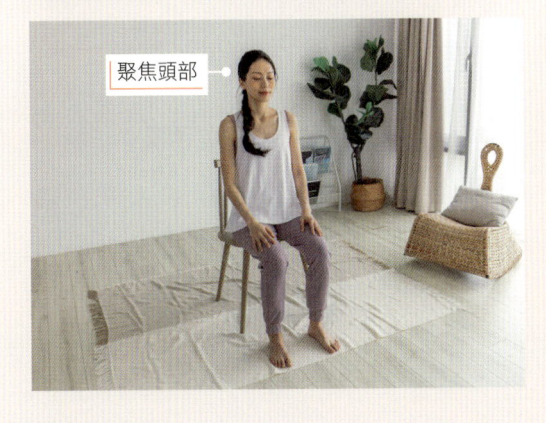

16

聚焦頭部

意識聚焦頭部,心裡默數 1～10。

17

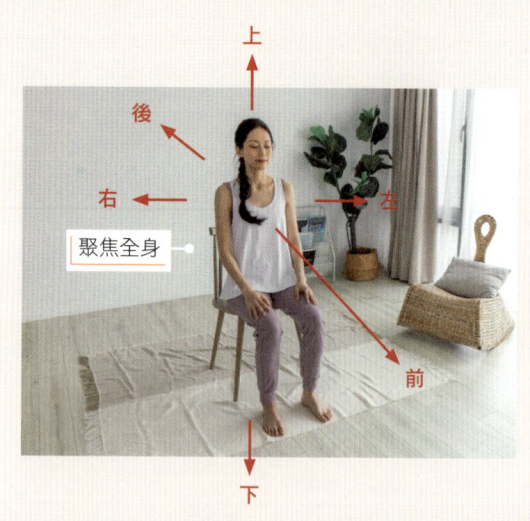

聚焦全身,包括身體的前後、上下、左右。繼續聚焦全身至少 1 分鐘以上,直到你覺得需要結束。

掃 QRcode
跟著練習!

留意此時此地正在發生的所有現象、觀察正在發生的所有狀態、感覺正在發生的所有感覺。

覺得準備好之後,重新回到表格上。

階段 4 | **問問自己** | **寫下真實感受**

- 我現在的身體感覺 _____
  _____

- 我現在的呼吸感覺 _____
  _____

- 我現在的念頭感覺 _____
  _____

- 我現在的內心感覺 _____
  _____

- 我現在的整體感覺 _____
  _____

　　現在，請和一開始寫下的描述（**22頁**）對照看看，經過**動起來、再觀察、再次寫下所有感覺**，完成這整個過程後：

- 我現在最大的發現是什麼？ _____
  _____

- 這個發現與我最近的生活有什麼關聯？ _____
  _____

請允許你再給自己多點時間，也許你現在需要上個廁所、喝一杯水或走動一下。接著，再**根據以上的發現及關聯**，好好思索接下來：

- 我想要怎麼做？ _____
  _____

- 我可以從哪個部分開始做？ _____
  _____

- 我要何時做？ _____
  _____

- 我的具體行動是？ _____
  _____

Yoga Therapy · 瑜伽療心室

同時，你可能會發現自己有：

習慣著重的部分。

容易忽略的部分。

根本沒有注意過的部分。

鼓勵你註記在手機或隨身帶的小本子上，成為自己的一個提醒。如果一時半刻不知道此發現跟最近的生活有什麼關聯、不知道該從何著手，或者尚未想到該怎麼做，都沒有關係。

只要你盡可能嘗試去觀察<u>此時此地「**我自己正在發生什麼事**」</u>，就已經是一個改變的開始、很棒的練習。

不用執著地非得想出一個答案，只要你願意持續<u>**留意自己、觀察自己、感覺自己**</u>，有時候答案會突然交織在你的日常行動間。

YOGA · THERAPY

Lesson 2

疲乏

付出是出自人性的愛與善,然而一旦失去個人界限,無意識地氾濫付出,最後會連自己最基本的健康都犧牲殆盡,而產生疲乏感,為自己畫出應有的界限吧!

story

疲乏，
是因為你的界限漸漸模糊

「有意識地給予和付出，
才是對自己及他人真誠的同理與慈愛。」
— 瑜療師碎念

曉安是名健康照護人員，面對緊急狀況處理與日夜顛倒的作息是家常便飯。此外，曉安的同理與慈愛人格特質十分強烈，他常說：「我生來就是要吃這行飯的。」

然而，曉安在長期大量付出體力和精力後，開始

出現健康照護工作者或助人工作者常有的「慈愛疲乏（Compassion Fatigue [註]）」現象。他明顯感到精神無法集中、經常頭昏、記憶力變差，甚至脾氣比以往更差，凡是一點事不順他意，都能瞬間爆炸。

本來就偶爾會來上我團課的他，在一次課後強烈感覺到自己急需被協助，於是與我預約一堂瑜伽療癒個人課程。

我們上課當天距離先前的團課已是一個月前。我看見曉安整個身形體態緊縮坍塌、無精打采，步伐十分沈重，氣色呈現蠟黃無生氣。他看見我的第一眼，就說：「老師，快救救我，我快不行了！」

註 ——

慈愛疲乏亦稱「同情疲勞」。主要來自於照護者對需要被照顧者的痛苦有強烈認同，長期下來產生的慢性壓力。有些照護者更是很早就被教導——「先幫助他人再幫助自己」，甚至在滿足自身需求時還會覺得內疚。我們甚至不需成為專業的照護人員，在不同人際關係上也可能體驗到慈愛疲乏。

我詢問曉安當下的整體狀態後，先請他做**各方向伸懶腰（77頁）**，接著請他做**鼻口等長呼吸（80頁）**，不到三分鐘後，曉安便躺著睡著了，於是我讓他睡一會兒，僅陪伴身側觀察他的呼吸，並適時做一些觀察引導。直到曉安再度醒來，他先表示非常不好意思，卻又覺得似乎很久沒有好好睡一覺了。

我問他：「你現在觀察到什麼？」

曉安閉著眼靜默，我陪著他一起靜默，不知過了多久，曉安突然開始啜泣，我讓他啜泣。

直到他的啜泣聲稍微停止，我再問他：「你現在觀察到什麼？」

曉安：「我覺得⋯我好累、好累、好累喔。」語畢，嘆了一口大氣。

我：「請跟你『現在的累』好好待在一起，試著觀察和感覺。」接著我們又靜默了一陣子。

曉安再度大大地嘆氣：「我想起妳之前在書裡還有

上課常說的『界限』…我想我沒有設定好界限，所以我一直超出自己的身體極限、精神極限…，還有…別人對待我的界限…我讓大家覺得我什麼都可以做…。」

曉安再度哭泣。直到他稍微停止，我便請他做**擁抱自己（82頁）**的靜觀練習。曉安邊做邊哭，直到練習結束後才漸漸停止，接著我們又靜默一陣子。

曉安先打破沉默，說：「我想…我會先從設定界限開始。什麼是我現在需要做的，我才做…不需要我做的，我不會做，除非我有多餘的精力和時間再做。」

我：「你現在又觀察到什麼呢？在你發現這個重點，以及你想要從設定界限開始做。」

曉安大吐一口氣：「我覺得現在鬆一口氣，然後也睡飽了。」語畢，露出微笑。

顯然地，曉安和剛剛練習前的狀態完全不一樣，雖然整體狀態看起來還是疲累的，但他的身體姿態比起剛進教室時，已較為挺直張開些，並且眼神裡透出有目標

的亮光。

雖然曉安只上了這堂個人課，也如往常般無法規律進行團課，但我相信曉安在課中為自己觀察到的最大重點就是——**設定界限**，對他來說已是至關重要的提醒，我祝福他帶著這個提醒，繼續在他熱愛的助人工作裡發光，並且也能把這個觀念傳遞給被照顧者及他們的親友。

瑜療師
和你聊聊

疲乏是失去界限的提醒機制

同樣身為助人工作者的我，也曾歷經過慈愛疲乏。

剛開始執行瑜伽療癒個案課程時，我滿懷一顆熱情與奉獻的心，用盡心力與每位到來的個案交流，導致常常七十五分鐘的課程，都會延遲至九十分鐘甚至更長才結束，我當時僅想著：「個案好不容易願意花時間來探索自己，我必須負起責任協助他們完成。」

直到某天結束一名個案課後走回家，我在路上突然喘不過氣來，像是吸不到空氣般，當下我只能先盡量調

節呼吸，以支撐自己回家。回到家後甚感疲憊，但其實我這樣的疲憊感已有一陣子，即便我的身體知道個案的練習時間應當準時結束，但我「必須負起責任協助個案完成」的念頭，仍促使我繼續延長課程時間，進而犧牲掉私人休息時間。

後來我將自己的觀察告訴我的瑜伽療癒導師們，並詢問如何在幫助個案與自我照護間取得平衡。他們各自分享了自己的方式，方式非常多樣，但共同的核心原則是**界限**——**為課程設定界限**。定下課程時間長度是設定界限最直接的做法，但更多的是：需確立此堂課程之目的，當練習已達到今日課程目的後，即可為該堂課做總結，雖說過程中有時會延伸出其他目的，當下可暫時先保留它們，待下次課程再行探討。

在我所接觸的個案或團課學員裡，大家都扮演了各種社會角色並且持續付出著，包括夫妻、親子、婆媳、朋友及同事間，皆存著潛在的「慈愛疲乏」現象，從他

們的描述中不外乎有兩種現象：**（1）不停給予，忘記自己（2）沒有界限，任人予取予求。**

付出是出自人性的愛與善，然而一旦失去個人界限，無意識地氾濫付出，最後連自己最基本的健康都犧牲殆盡，若硬是拖著自己疲乏的身體和精神來照顧他人，這是否仍是最初愛和善的模樣呢？

每個人在社會上都同時擔任著數種付出角色，**如何在不影響自己的身心狀態下提供適當協助而不過多介入**，是必須時時提醒自己的：

「什麼時候需要給予？」

「給多或給少？」

「什麼時候必須停止給予？停損點在哪？」

這一切都操持在自己有意識的觀察中。

保持界限與心靈彈性的生活練習

1. 以照顧自我身心為優先。例如：我先填飽肚子再進行他事、我先休息足夠再處理他事、我先穩定思緒再協助他人。
2. 設定自己的界限。例如：知道我願意做什麼和我不願意做什麼、釐清我的角色目標及他人期望。
3. 不把他人的事當作自己的事。例如：我不投入他人問題、我雖能理解他人感受也不表示與我有關。
4. 相信他人可以自助。例如：我需理解唯有遇到問題的本人才能真正克服問題、我需避免「我比他人更了解答案／做法、我的答案／做法比他人好」的想法、我能協助他人找出解決方案，但不是成為直接提供解決方案的那個人。

Yoga Therapy · 瑜伽療心室

四階段

恢復彈性練習 Me Time

階段 1 | **動作** | 各方向伸懶腰

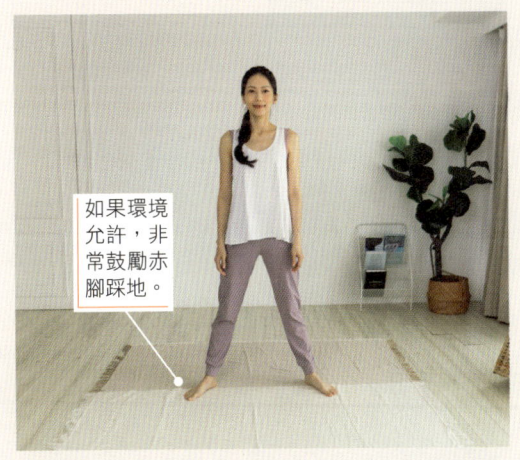

1

找一個讓你感到舒適安全的空間,雙腿分開張大、腳掌踩穩地面,讓身體稍微站挺站高。

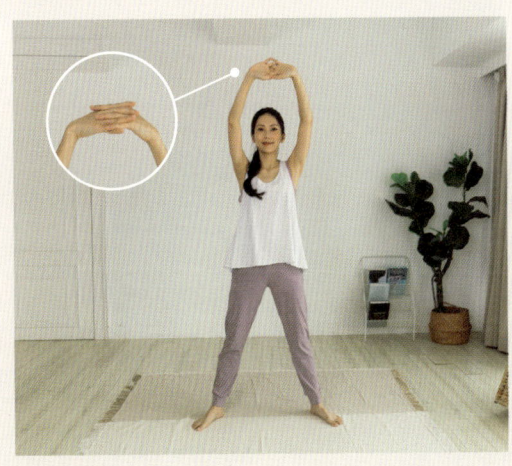

如果環境允許,非常鼓勵赤腳踩地。

2

雙手十指交扣,手心朝上或下皆可,手臂伸直向上。

Lesson 2 · 疲乏

3

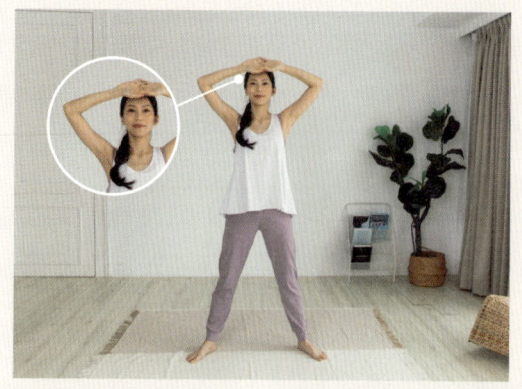

手臂彎曲向下。

上下為 1 次,重複 5～8 次,依照自己手臂、手掌的可活動範圍為主,選擇上與下的角度。

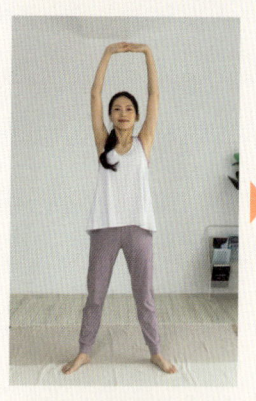

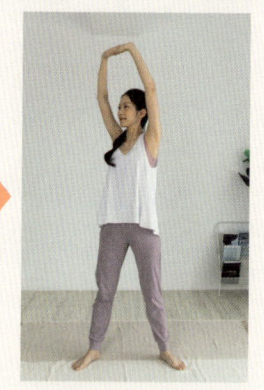

4

整個身體在中間,往上推高。

身體往右轉。

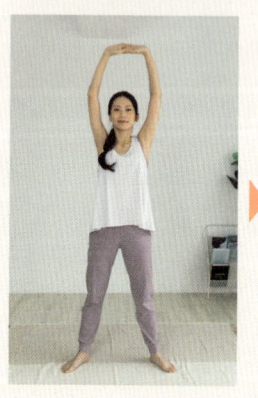

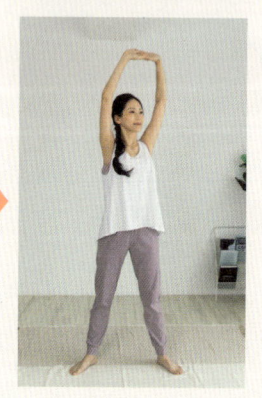

5

整個身體回到中間往上推高。

身體往左轉。

Yoga Therapy ・ 瑜伽療心室

6

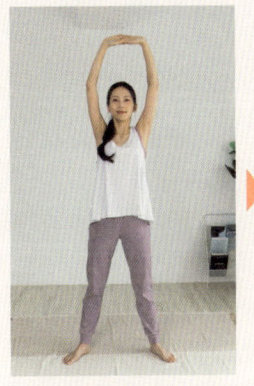

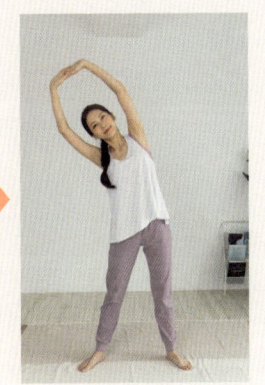

整個身體回到中間往上推高。身體往右側彎。

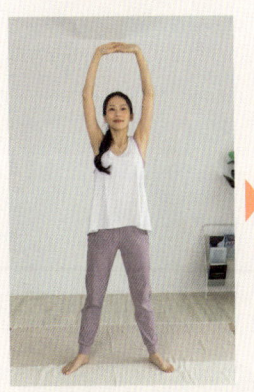

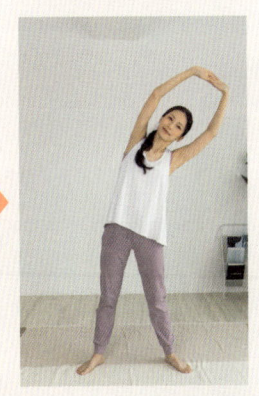

7

整個身體回到中間往上推高。身體往左側彎。

動作 **4**～**7** 為1次，重複 3～5 次。

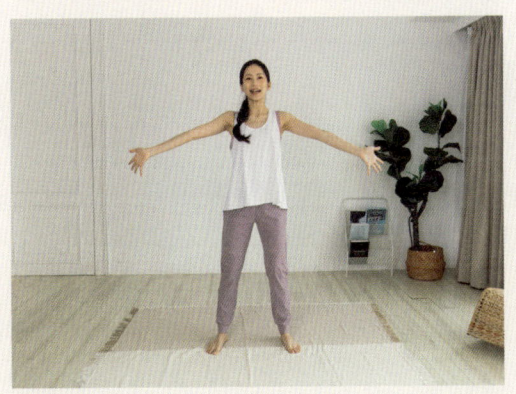

8

你可以動動全身，或者站著不動，稍作轉換。

Lesson 2 · 疲乏

階段 2　呼吸 ｜ 鼻口等長呼吸

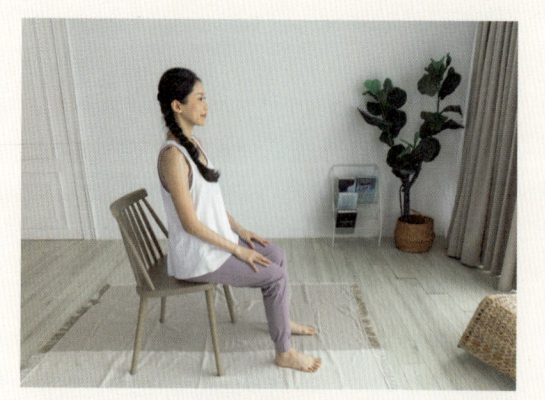

1

找到一個你能夠坐一會兒，最好是雙腳掌都能平踩在地面的椅子，保持身體稍微坐直坐高。

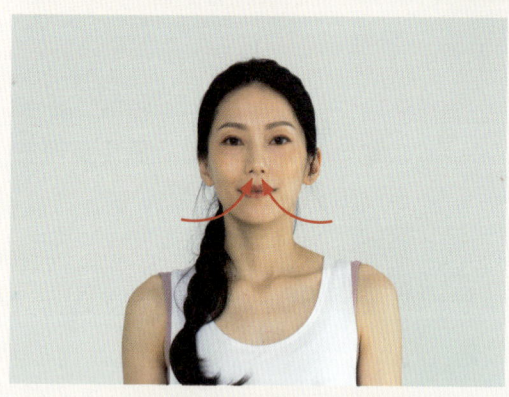

2

鼻子吸氣。

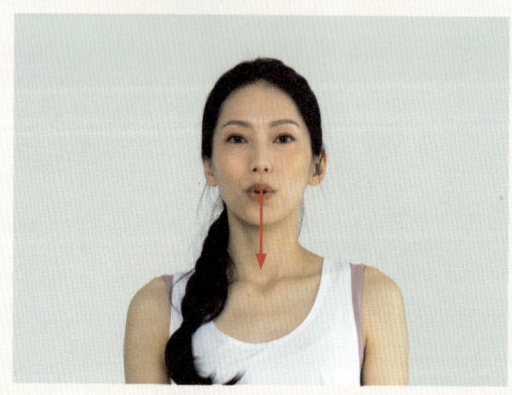

3

嘴巴吐氣，嘴唇微張，像是含著一根吸管。

吸吐為 1 次，重複 5～8 次。

Yoga Therapy · 瑜伽療心室

4

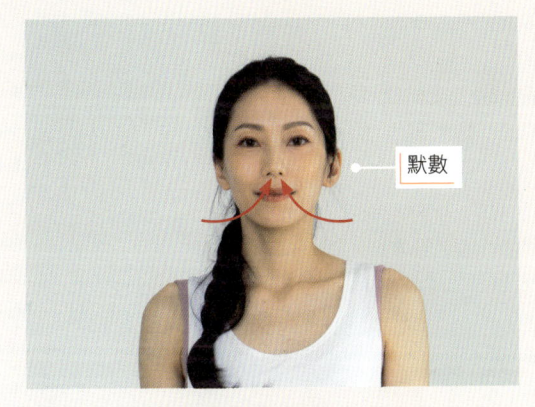

鼻子吸氣時，心裡緩緩默數1～3。

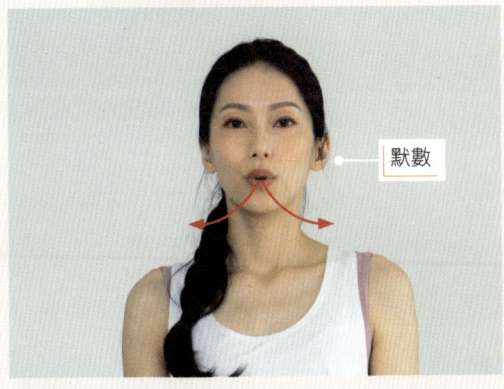

默數

5

嘴巴吐氣時，心裡緩緩默數1～3。

鼻吸嘴吐為1次，重複5～8次。

默數

6

接著嘗試漸進增加鼻吸嘴吐長度。鼻子吸氣時，心裡緩緩默數1～6⋯⋯。

7

嘴巴吐氣時，心裡緩緩默數1～6⋯⋯。

> **Tip!**
>
> 每增加一次長度的鼻吸嘴吐為1次，重複5～8次。可以持續增加長度，直到感覺需要結束為止。然後隨意吸吐幾次，稍作轉換。

| 階段 3 | 靜觀 | 擁抱自己

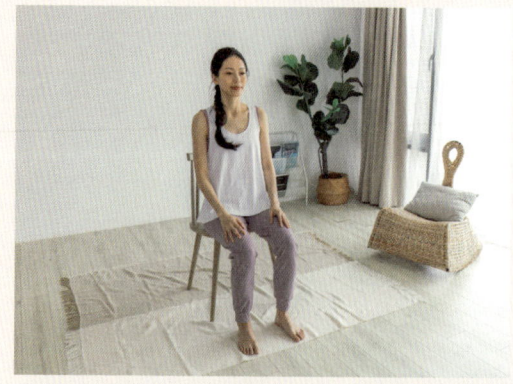

1

繼續坐著,或者你想要活動一下後再重新坐好,眼皮放鬆,讓視線放軟或閉上雙眼。

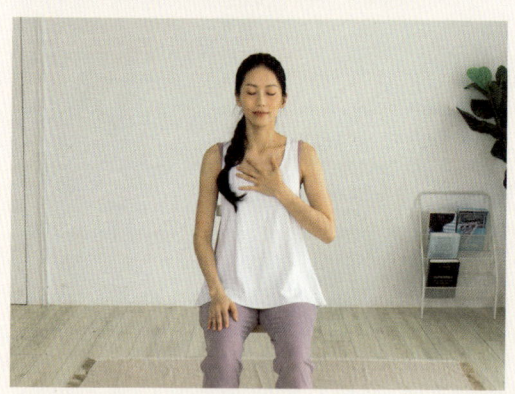

2

將手掌放在心口,或者感到能夠真實抱住自己的位置。

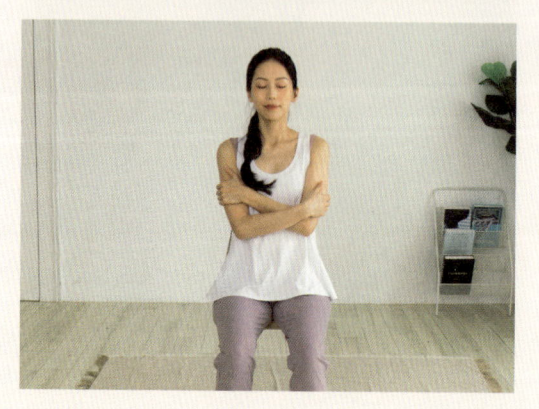

將注意力集中至手掌觸摸或抱在身上的觸感。

Yoga Therapy · 瑜伽療心室

3

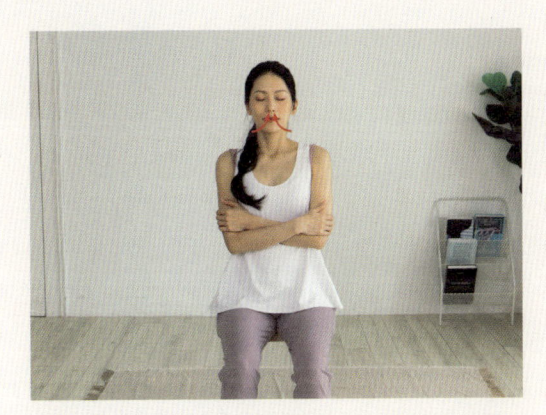

吸氣,想像氣體圍繞在手掌擁抱處。

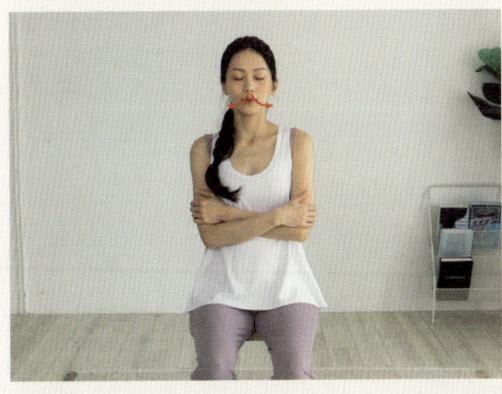

4

吐氣,想像氣體圍繞在手掌擁抱處。

> **Tip!**
> 鼻子或嘴巴吐氣皆可,更可自由交換。

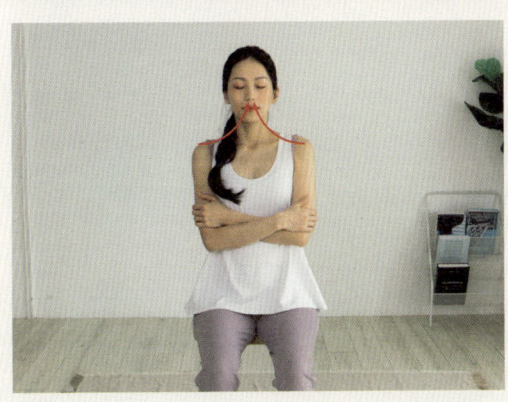

5

吸氣,將一種你特別喜歡的感覺,例如開心、輕鬆、愉悅、感激,送至手掌擁抱處。

6

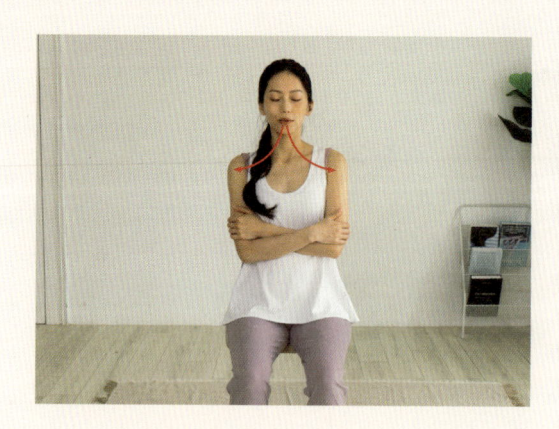

吐氣，讓這個你特別喜歡的感覺圍繞在手掌擁抱處。

持續至少 1 分鐘以上，直到你覺得需要結束為止。

掃 QRcode 跟著練習！

留意此時此地正在發生的所有現象、觀察正在發生的所有狀態、感覺正在發生的所有感覺。

覺得準備好之後，重新回到表格上。

| 階段 4 | **問問自己** | 寫下真實感受

- 我現在的身體感覺 _____
  _____

- 我現在的呼吸感覺 _____
  _____

- 我現在的念頭感覺 _____
  _____

- 我現在的內心感覺 _____
  _____

- 我現在的整體感覺 _____
  _____

現在,請和一開始寫下的描述(**22頁**)對照看看,經過**動起來、再觀察、再次寫下所有感覺**,完成這整個過程後:

Lesson 2・疲乏

- 我現在最大的發現是什麼？ _____
  _____

- 這個發現與我最近的生活有什麼關聯？ _____
  _____

　　請允許你再給自己多點時間，也許你現在需要上個廁所、喝一杯水或走動一下。接著，再**根據以上的發現及關聯**，好好思索接下來：

- 我想要怎麼做？ _____
  _____

- 我可以從哪個部分開始做？ _____
  _____

- 我要何時做？ _____
  _____

- 我的具體行動是？ _____
  _____

Yoga Therapy ・ 瑜伽療心室

同時，你可能會發現自己有：

習慣著重的部分。

容易忽略的部分。

根本沒有注意過的部分。

鼓勵你註記在手機或隨身帶的小本子上，成為自己的一個提醒。如果一時半刻不知道此發現跟最近的生活有什麼關聯、不知道該從何著手，或者尚未想到該怎麼做，都沒有關係。

只要你盡可能嘗試去觀察**此時此地「我自己正在發生什麼事」**，就已經是一個改變的開始、很棒的練習。

不用執著地非得想出一個答案，只要你願意持續**留意自己、觀察自己、感覺自己**，有時候答案會突然交織在你的日常行動間。

YOGA · THERAPY

Lesson 3

壓力

倘若一個人長期處於無形的威脅中卻不自知,或者沒有適時面對、適當調節壓力,甚至是刻意壓抑或逃避,無論是何種事件觸發的壓力,最後就會演變成慢性壓力。善用壓力成為生活的助力,避免變成身心健康的障礙。

story

壓力，
讓你停下來看看自己

「壓力無處不在是事實，但是輕重可以自己選擇，
選擇『要接多少進來』、『放多少出去』。」
—— 瑜療師碎念

「我覺得我好像睡了三天三夜！」品文上課時睜開眼的第一句話是這麼跟我說的。

品文：「老師，我睡了多久？」

我：「嗯⋯差不多五分鐘左右吧。」

「我的頭⋯好很多⋯輕好多⋯怎麼感覺比去給人洗

頭按摩還要有用？」品文邊摸著自己的頭，訝異地說著。

我：「可以說說看這個頭輕的感覺嗎？」。

品文：「嗯…好像是頭髮綁很緊很緊拆掉後的感覺…老師妳應該懂那種感覺吧？因為妳也是長頭髮。」

我微笑地點點頭問她：「除了這個，妳還有發現什麼嗎？」

她說：「嗯…舒服…輕鬆…想睡覺…」

停頓了一會兒，品文欲言又止，接著說：「我好像都在為別人忙…」

我鼓勵她：「試著再多描述一些。」

品文娓娓道出她是「三明治世代」的女性，有自己的工作，下班後回家還要照料公婆、陪伴三名孩子學業及處理家務事，由於先生的工作型態需要經常出差，可以說所有事情都由她獨自扛下。

品文非常自信地認為，她在別人眼中是一位新時代的全能女性，也自豪自己與生俱來的超高抗壓性，因此

無論事情再怎麼繁忙，她絕對都能處理好，對於自己的能力感到驕傲。

「哎呀，我覺得這一切都是新冠病毒害的啦！」品文抱怨著。

她繼續說：「一切都是在我確診新冠病毒後留下頭痛的後遺症，去西醫檢查、看中醫調身體都沒有用，西醫說我可能是長新冠，中醫說是後遺症。後來我同事介紹我上瑜伽課，我想說就試試看吧，不然頭痛到實在受不了⋯有時候甚至痛到很想揍人⋯還好我意志力超好、超能忍⋯但止痛藥越吃越重⋯」

品文突然眼睛一亮地說：「可是剛剛做完動作最後，妳叫我**數呼吸（107頁）**，我就不知道什麼時候睡著了！從剛剛跟妳講話到現在，頭都沒有再痛起來耶！怎會這麼神奇？！」

我：「看來，妳得每天留些時間『只給妳自己』做

練習囉！」我刻意加強語氣。

她說：「好啊，既然有用，而且我都花錢來學了，當然要練習！可是，我有時真的會忙不過來，可能就無法練習，那該怎麼辦？」

我說：「這也是個練習，藉此妳可以好好整理，『哪些事情其實根本不需要做？』、『哪些事情是公婆、先生或孩子可以自己做或幫忙做？』而又有『哪些事情是妳真的需要為自己做？』不需要每件事都獨自扛下，就算妳認為可以扛，我也相信妳絕對有能力可扛，但是，實際上**妳的身體真的能扛下這一切嗎？**」

品文的眼眶突然變紅，她有些激動地道出更多資訊，而這些資訊是她沒有在瑜伽療癒課前諮詢單裡提到的。她說，其實身體常有很多毛病，像是蕁麻疹、過敏性鼻炎、胸悶、腰痛、經常感冒等，但這些症狀又不至於不舒服到受不了，而且通常都是一顆藥就能解決。

但她坦承，每天這樣的生活非常有壓力，但她也不像身邊其他人因為壓力就失眠，她反倒是碰到床就能入睡的人，隔天精神也不會太差，感覺自己依舊生龍活虎，一點也不覺得累，就算覺得累，喝杯咖啡後就能甦醒。

「說真的，要不是新冠病毒後的頭痛症狀影響到我，我也不會這麼慘吧！」品文又再度抱怨著。

我：「或許這次是個好機會，讓妳重新檢視自己的生活型態啊，妳也要感謝妳的頭痛，讓妳終於肯稍微停下來，開始為自己做點什麼。」

品文的眼眶又再度變紅，她吸吸鼻涕後說：「好吧，我試試看。」

後來因為時間安排與距離關係，我們完成一期五堂課的瑜伽療癒後，她無法再繼續課程。但在我們共同討論、審視課程後，她決定報名住家附近的瑜伽團體課程以保持練習。

「我好怕會上到那種奇怪或折來折去的課程喔！」品文擔憂地說。

「要相信妳在這五堂課裡已經發現『以自己為主』的精髓，再者，妳選擇要繼續練習的目的並不是要操練身體，而是希望『留給自己一些時間』，對吧？」我加強語氣提醒她。

品文點頭如搗蒜，說：「好吧，我真的要認真，不能偷懶，因為我有三個小孩，還想活久一點啊！」

瑜療師
和你聊聊

讓壓力成為助力

每個人在生活中都充斥著各種壓力,小至早上起床要趕上班,大至主管突然交辦必須立刻完成的事項或處理突發狀況,只要身為人,處於整個大環境裡,我們就不可能完全沒有壓力。

壓力原本就存在於人類的體內反應,目的是讓一個人在面對棘手問題時,可以隨時做好應付準備,是再正常不過的身心反應機制了。

通常,壓力是由生活中的各種事件所觸發,像是趕

時間的緊張焦躁、上台報告前的惴惴不安,或是與人爭辯時的面紅耳赤等,這些都屬於正常的壓力反應,通常也都會在事件結束後而恢復正常。

適量壓力或**良好壓力**還可能成為生活動力,讓一個人有更好、更積極的表現,例如求職面試、團隊競爭或運動競賽等,這些挑戰促使人受到激勵而變得更有活力和專注力,能夠提升個人身心健康。

當人遇到**急性壓力**事件時,例如嚴重意外,身體因感到威脅或危險會瞬間釋放大量的化學激素,使身心產生強烈反應,像是心跳加速、呼吸急促、血壓上升和焦急緊繃,目的是要我們能在短時間內做出抵抗或逃跑的反應,是一個強大的人類生存機制,隨著壓力事件結束並處理得當後,就會穩定下來,但有時候也會持續幾天或數週。

然而,倘若一個人長期處於無形的威脅中卻不自知,或者沒有適時面對、適當調節,甚至是刻意壓抑或逃避,

無論是何種事件觸發的壓力，最後就會演變成**慢性壓力**。即便知道此壓力從何而來，**卻選擇忽視壓力源或避而不談，就更不會有積極作為，讓自己停下腳步、面對壓力事件及重新調整**，因而陷入壓力反應循環中，持續地承受壓力。

即使後續毫無任何壓力事件出現，身心仍習慣處於緊張與警戒狀態，也因此才會有許多人說：「我不知該怎麼放鬆？」、「不知自己到底是放鬆還緊張？」甚至最後是：「我不覺得有壓力啊！」進而導致一連串的身心健康問題，生理上可能有頭痛、消化系統、心血管系統等症狀；心理上可能有焦慮、憂慮、睡眠障礙等精神疾病。

壓力並不是一種疾病，但**壓力容易產生許多病症，而且沒有藥物可以治療壓力，唯有自己才能夠調節壓力**。除了透過暫時性的娛樂行為，例如看搞笑影片、吃美食、購物、旅遊等，**持續且長期學習觀察自己的身體、呼吸、**

念頭、內心及整體感覺,以培養觀察力和洞察力,進而讓自己更有能力且客觀地看待各種壓力事件,身心壓力值才能藉此確實重置,產生真正的放鬆反應,並增進身心的彈韌性。

我曾有機會帶領第一線人員、醫護人員、科技與金融業人員進行數堂身心舒壓課程,由於他們的工作性質緣故,我觀察到他們通常都是匆匆地來到課程,然後匆匆地離開教室。與他們的互動過程中,我打從心底佩服他們的超高抗壓性,我無法想像若是我身處在他們的工作崗位,要如何面對無時無刻都在出現的高壓事件。

我也觀察到他們有個共同的個性特質:特別堅韌。通常在課程一開始,即使有人沒有瑜伽經驗,他們還是很認真的做動作,就算我不斷提醒:「可以嘗試只做一點點。」、「不需要那麼用力。」他們大多時候還是做很多、做很用力,要一直到大休息時才會聽到一片打呼聲,而在課程結束後,他們通常會表示:「為什麼在這

裡就是特別好睡？」

從他們身上，我進一步學習到，**壓力的確能讓一個人變得更有勇氣、更堅強，但同時也可能讓一個人變得更脆弱，如果我們能適時給予自己更多的包容和關愛**，提醒自己：

「我做這樣已經足夠了。」
「我的身體很累，他需要休息。」
「我的心很累，他需要被安撫。」

如此才能善用壓力成為生活的助力，而不是最後變成身心健康的障礙。

Column

與壓力共處的生活練習

1. 嘗試將「我要消除壓力」的想法，轉而聚焦「我現在看見壓力」。
2. 避免陷入「不能有壓力」的認知，更要避免陷入「有壓力才能邁向成功」的迷思。
3. 感覺到壓力時，練習直接說出：「我現在很有壓力！」不需壓抑或保持堅強和勇敢。
4. 感覺到壓力時，做一個讓你可以稍微釋放的行動。例如：吃一份美食、抖抖身體、刻意打幾個呵欠或放空一整天。
5. 當壓力大到感覺自己無法掌握，甚至是需要他人協助時，請記得務必開口求助。

四｜階｜段
舒壓練習 Me Time

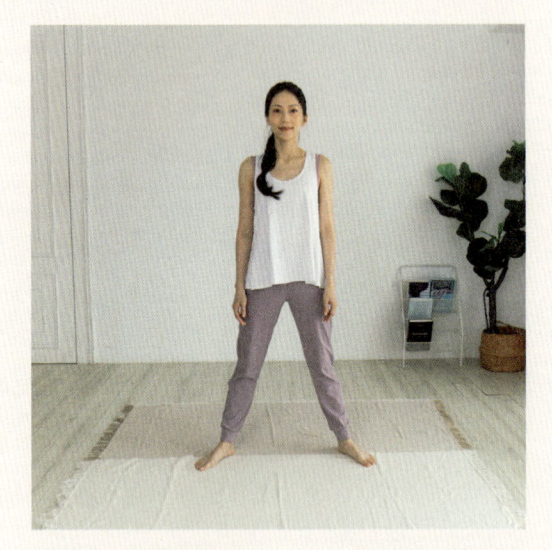

階段 1　動作｜搖擺吧

1

找一個你感到舒適安全的空間，雙腿分開張大，讓身體稍微站挺站高。

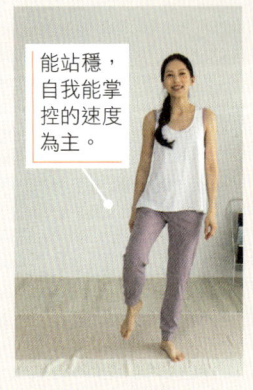

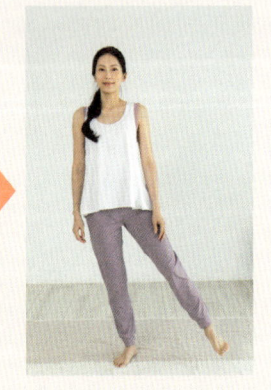

2

快速甩動右腿，心裡默數或直接數出 1～10。

快速甩動左腿，心裡默數或直接數出 1～10。

> 能站穩，自我能掌控的速度為主。

Yoga Therapy · 瑜伽療心室

3

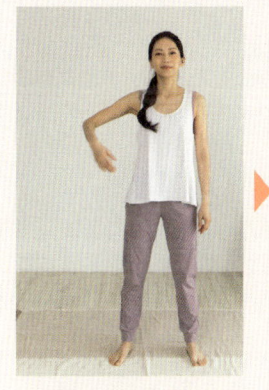

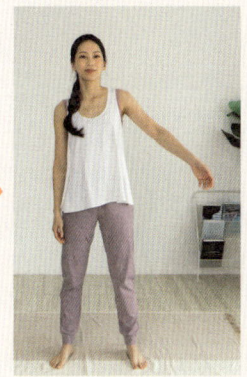

快速甩動右手,心裡默數或直接數出 1～10。

快速甩動左手,心裡默數或直接數出 1～10。

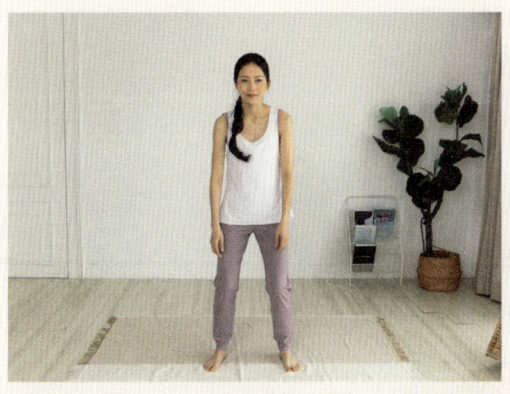

4

快速抖動軀幹,心裡默數或直接數出 1～10。

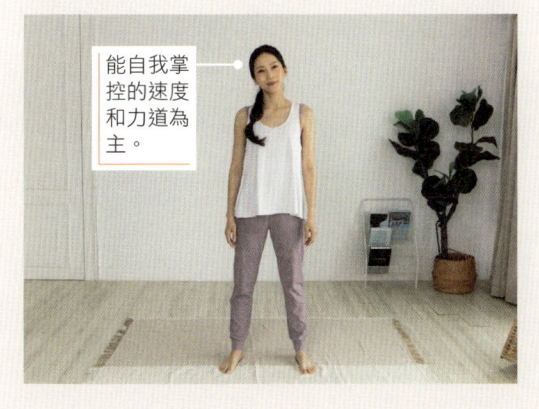

5

快速晃動頭頸,心裡默數或直接數出 1～10。

能自我掌控的速度和力道為主。

6

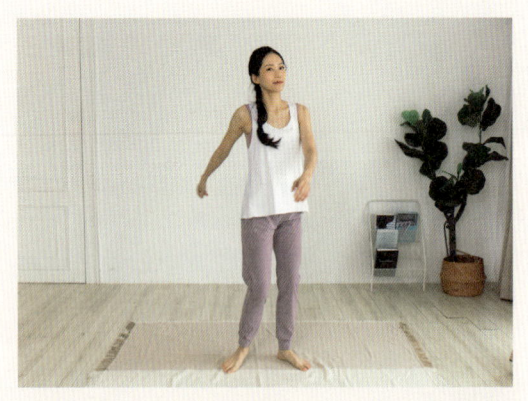

快速搖動全身,心裡默數或直接數出1～10。

7

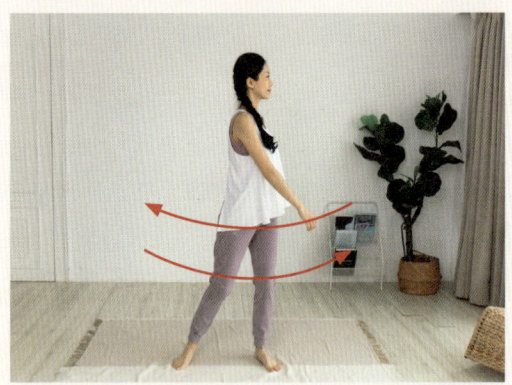

全身左右轉。

左右轉為1次,共10次。

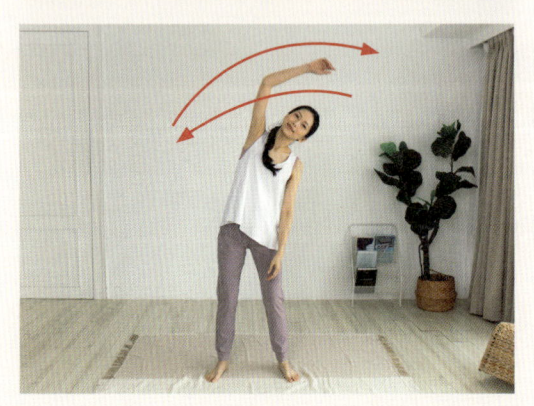

8

全身左右彎。

左右彎為1次,共10次。

Yoga Therapy · 瑜伽療心室

9

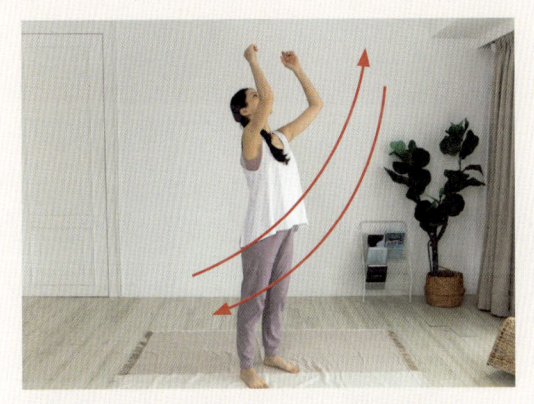

全身前後擺。

前後擺為 1 次,共 10 次。

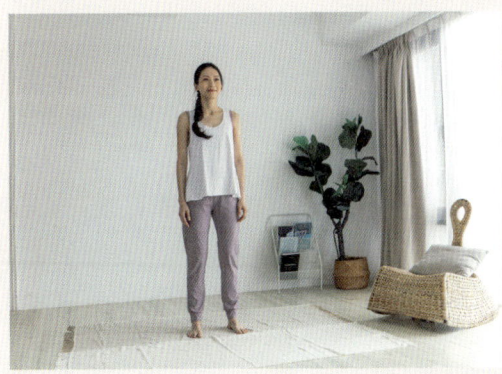

10

你可以再小小擺動或站著停一會兒,稍作轉換。

Lesson 3 · 壓力

階段 2 呼吸 | 方形呼吸

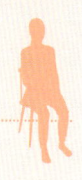

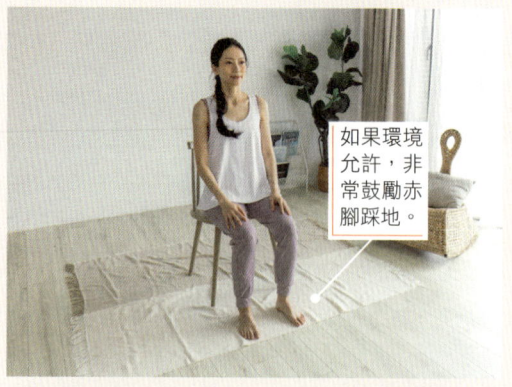

1

找到一個你能夠坐一會兒，最好是雙腳能夠平踩在地面的椅子，保持身體稍微坐直坐高。

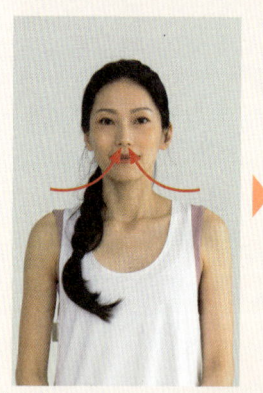

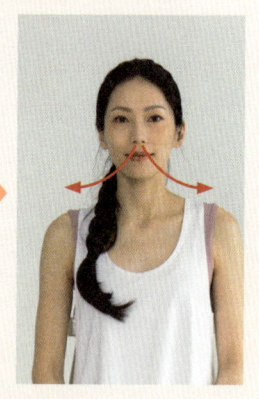

> 如果環境允許，非常鼓勵赤腳踩地。

2

鼻子吸氣。鼻子吐氣。

吸吐為 1 次，重複 5～8 次。

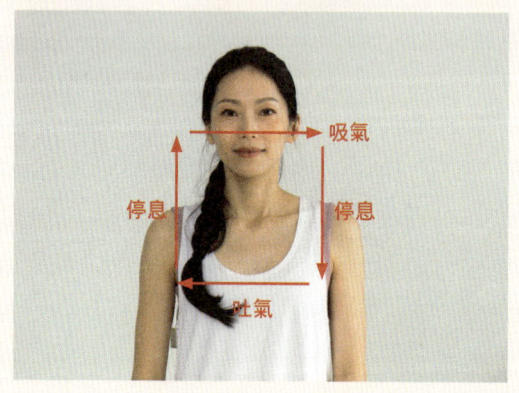

3

想像自己用吸停吐停畫出一個方形。

一個方形為 1 次，重複 5～8 次。

（圖示標註：吸氣、停息、停息、吐氣）

Yoga Therapy · 瑜伽療心室

階段 3 **靜觀** | **默數吐息**

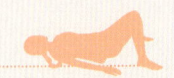

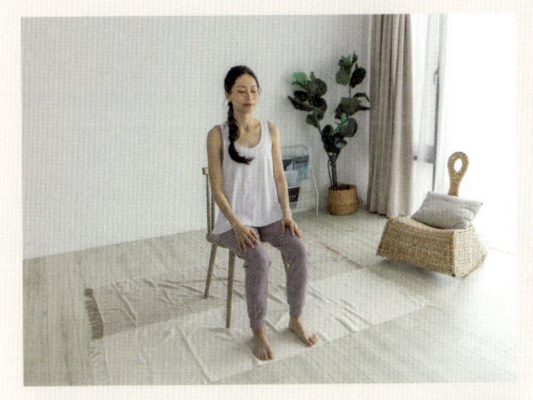

1

繼續坐著,或者你想要活動一下後再重新坐好。

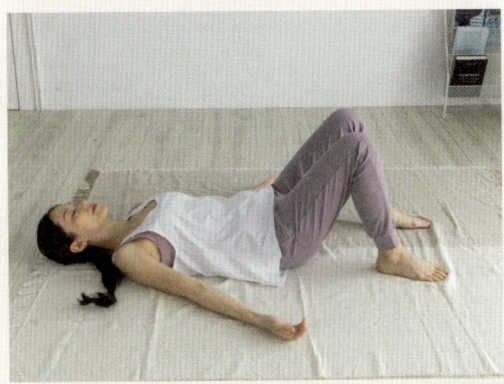

2

如果空間允許,也可以躺下來,眼皮放鬆,讓視線放軟或閉上雙眼。

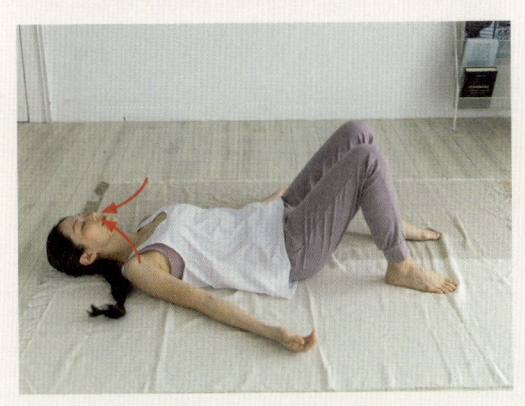

3

再次將注意力集中至呼吸。

鼻子緩緩吸氣。

Lesson 3 · 壓力

從 1 開始默數

4

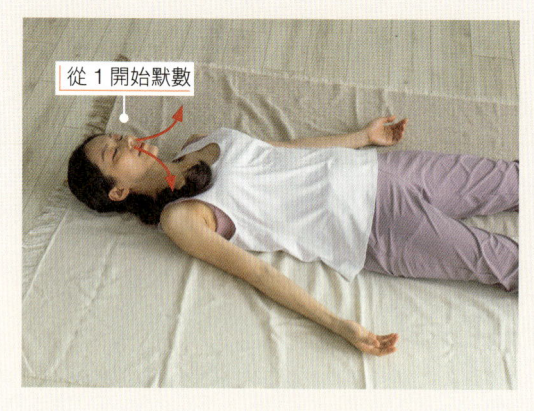

鼻子吐氣時，心裡默數 1。持續在吐氣時數數，一直數下去 2、3、4、5、6、7⋯。

如果數到一半亂掉或忘記數到哪個數字，就從 1 開始從頭數。持續至少 1 分鐘以上，直到你自己感到需要結束為止。

掃 QRcode 跟著練習！

留意此時此地正在發生的所有現象、觀察正在發生的所有狀態、感覺正在發生的所有感覺。

覺得準備好之後，重新回到表格上。

Yoga Therapy · 瑜伽療心室

階段 4 | **問問自己** | **寫下真實感受**

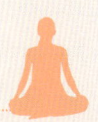

- 我現在的身體感覺 _____
  _____

- 我現在的呼吸感覺 _____
  _____

- 我現在的念頭感覺 _____
  _____

- 我現在的內心感覺 _____
  _____

- 我現在的整體感覺 _____
  _____

現在,請和一開始寫下的描述(**22頁**)對照看看,經過**動起來、再觀察、再次寫下所有感覺**,完成這整個過程後:

- 我現在最大的發現是什麼？ _____
  _____

- 這個發現與我最近的生活有什麼關聯？ _____
  _____

請允許你再給自己多點時間，也許你現在需要上個廁所、喝一杯水或走動一下。接著，再**根據以上的發現及關聯**，好好思索接下來：

- 我想要怎麼做？ _____
  _____

- 我可以從哪個部分開始做？ _____
  _____

- 我要何時做？ _____
  _____

- 我的具體行動是？ _____
  _____

Yoga Therapy ・ 瑜伽療心室

同時,你可能會發現自己有:

習慣著重的部分。

容易忽略的部分。

根本沒有注意過的部分。

鼓勵你註記在手機或隨身帶的小本子上,成為自己的一個提醒。如果一時半刻不知道此發現跟最近的生活有什麼關聯、不知道該從何著手,或者尚未想到該怎麼做,都沒有關係。

只要你盡可能嘗試去觀察**此時此地「我自己正在發生什麼事」**,就已經是一個改變的開始、很棒的練習。

不用執著地非得想出一個答案,只要你願意持續**留意自己、觀察自己、感覺自己**,有時候答案會突然交織在你的日常行動間。

YOGA · THERAPY

Lesson 4

失眠

「我睡不好」是現今許多人的口頭禪,不分男女、年紀,睡不好的原因百百種,使人在夜間無法休息與日間精神不濟中循環著。曾幾何時,我們正在失去睡覺這個本能?夜不能眠,或許是因為生活奪走了你所有的注意力。

story

失眠，
是生活奪走了你所有的注意力

> 「睡眠是一種本能，睡眠好壞是一個提醒，
> 提醒我們留意最近的生活狀態，
> 更提醒自己每天需要回到最單一的時刻。」
> ──瑜療師碎念

加宏來找我上瑜伽療癒課程時，已經患有慢性失眠症（Chronic Insomnia [註]）一年多了。從病症發生開始，他便認真地依照醫囑服藥與定期回診，並遵循醫師建議到健身房運動及上瑜伽課。

可是日復一日,他發現只有在一開始運動及上瑜伽課後,因身體的操勞感能夠很快入睡,但再過一陣子後,他感到自己的症狀並沒有持續改善,甚至有時感覺更糟糕,特別是更換藥物劑量或藥物內容的當週,他形容自己每天像是屍速列車裡面的殭屍。

加宏見到我的第一句話就是:「老師,我把妳視為我最後的希望,我覺得我這一年來,該做的都有做,該需要的治療都有進行,但是每天還是不能睡覺,我覺得睡覺是件可怕的事。」

我說:「我不知道接下來提供的練習是否能幫助到你,但是我想請你每次來到課程時,就只做一件事。」

註 ———

依照「精神疾病診斷統計手冊 - 第四版」之診斷標準,每週至少有三天以上的失眠,且白天出現倦怠、嗜睡、情緒煩躁、難以專心或身體不適等症狀,進而影響學習或工作,且持續時間超過一個月以上稱為「慢性失眠」。

我先問加宏:「現在你的整體感覺是什麼?」

加宏:「嗯…我覺得我的頭很緊繃,有點緊張。」

我:「就你現在的感覺,你最想要先做什麼?讓身體活動?還是呼吸活動?還是專注力活動,像是靜觀?」

加宏想了想,說:「呼吸活動好了。我覺得我每天在健身房都是做身體鍛練和操練,就算在瑜伽課也是,但好像沒有特別做過呼吸方面的。」

於是,我先帶領加宏找到自然呼吸,再慢慢進入**三角形呼吸(128頁)**。約莫五分鐘後,加宏明顯在坐姿中打盹,同時也很努力控制自己不能打盹。

我不斷提醒:「試試看不控制這個打瞌睡,保持在這個打瞌睡的現象。」

加宏有些掙扎地問:「我可以躺下來嗎?」

我說:「當然,請跟從你現在想要做的來做。」

加宏躺下來後沒多久,他便在我的**呼吸掃描身體**

（129頁）引導聲中睡著。爾後,在接下來的每一堂課程,我們都只做一個練習。同時,我鼓勵加宏嘗試,在每次進到練習空間後,先感受自己當下狀態一會兒,再決定今天的課程是單純練習身體,還是練習呼吸,或是靜觀。

我們合作約莫半年後,某天上課前,加宏非常開心地跟我說:「老師,我終於鼓起勇氣離職了。我後來發現我執著工作的程度是失眠的主因。雖然我真的很喜歡我的工作、很喜歡我的同事,老闆也對我很好,去公司上班是開心的,但是『是我自己』放不下工作的。」

加宏接著說:「有一天,我在做妳給的自主練習功課後,我有個很強烈的感覺:我必須先離開現狀,才能痊癒。其實離職這件事已想了好多年,但總是捨不得離開,因為整個工作場域和內容都是我喜歡的,只是我幾乎二十四小時都把心思投注工作上,就算運動或上瑜伽課也都在想工作,難怪醫生總說我的交感神經一直處於旺盛狀態。」

加宏離職後,我們繼續合作了半年課程,他的醫師宣布往後的藥物可以僅做備用,有需要再服用,不必再固定用藥和回診。再過半年,加宏決定搬回老家,成為一名自由工作者,因此從我的瑜伽療癒課程中畢業。

最後一堂課完成的那天,他說:「妳還記得我當初來上課時說,瑜伽療癒是我最後希望嗎?」

我點點頭。

他說:「看來我的許願成真!真的很謝謝老師。」

我說:**「你要感謝你自己,願意給自己一個機會試試看,並且願意持續練習**,才能促成後續這些結果。」

我永遠不會忘記加宏當時那個真誠燦爛的笑容,我也相信從今以後,他已經擁有足夠的能力隨時為自己的狀態做調節。

瑜療師
和你聊聊

在睡前，
歸零為最簡單的自己

　　毫無意外地，睡眠不足似乎已成為現代人的共同困擾，「我睡不好」更是大部分人的口頭禪、很常見的狀況，它猶如一個詛咒，在夜間無法休息與日間精神不濟中循環著。曾幾何時，身為人類的我們正在失去睡覺這個本能？先請你思考兩個問題：

1. 人為什麼有個本能是睡覺？
2. 睡覺的本意是什麼？

　　我有段時間因工作、家事與天外飛來好多筆事突然

交錯發生，原本我以為在自己井然有序的處理下，整體生活在這片混亂中掌握得還不錯，孰不知身心承受的壓力速度比不上排解速度，終於親身體驗到什麼叫做「睜著雙眼到天亮」、「每天就像在宿醉」與「看到床就害怕」。後來掙扎一週多並確定自我減壓的能力有限後，決定尋求身心科醫師協助。

我與身心科醫師一起合作的時間約莫一個月，事實上當我在某一刻<u>清楚觀察到壓力來源後</u>，我的急性失眠病症（Acute Insomnia^註）便逐日消失，讓我再次感受到**身與心合作的重要性，對誰偏心都不行**，也別想隨意找個方式唬弄自己，必須真心誠意地面對當下身心狀況，如此才可能繼續走向身心健康的目的地。

註 ———
急性失眠與慢性失眠的症狀一樣，如果持續時間少於一個月就稱為急性失眠。

我過去帶領與睡眠相關的工作坊或團體課程，發現從大家的睡眠經驗分享中，有個共通點就是「想盡辦法讓自己睡著」，想著用哪些方法讓自己好好睡一覺。於是，睡覺竟變成一種「目標」，為了此目標，便不斷找方法，緊抓此目標不願鬆手。**有目標當然是好事，但如果過分盯著目標，好事就可能成為束縛你的事**，當人開始感到被束縛時，負擔和壓力便隨之而來。

　　睡不著是一種現象，而造成這個現象的因素有哪些？**不妨在找方法解決前，先行檢視和釐清可能的原因：**

「睡覺前，我到底都在忙些什麼？」
「睡覺前，我其實做了哪些多餘的事？」

　　我們人真的很喜歡把事情弄複雜，也很習慣把目標設得又高又遠，後續發現根本無法徹底實踐時，就會感到無力無奈，卻又固執地不願退回原處重新嘗試，寧可讓自己重蹈覆徹，直到氣力用盡時才不得已放棄。

「睡覺前，我只要做哪些事就好了？」

「睡覺前，有哪件事是我做起來感到特別放鬆？」

有時候，**什麼都不做也是一種做法**。畢竟夜晚時分都已經準備歇息了，就不用費心想那麼多了，是吧？

減少睡前過度用腦的生活練習

1. 設定一個每日工作的結束點。例如：在幾點幾分之後，就不再碰觸任何關於工作的訊息。
2. 設定一個每日自我獨處的開始點。例如：幾點幾分到幾點幾分間，是個人的時間和空間，暫時與其他人事物完全切割。
3. 做簡單的事。盡可能在睡前三十分鐘至一小時前，一次只做一件無需耗費太多精神和體力，甚至感到無聊的事，例如：摺衣服、洗碗。
4. 建立自己的睡前儀式。例如：通過沐浴、按摩、呼吸、身體活動，甚至善用香氛、燈光、音樂、助眠品等各種輔助，建立一個屬於自己的睡前儀式。

四階段
好眠練習 Me Time

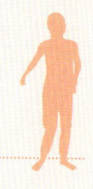

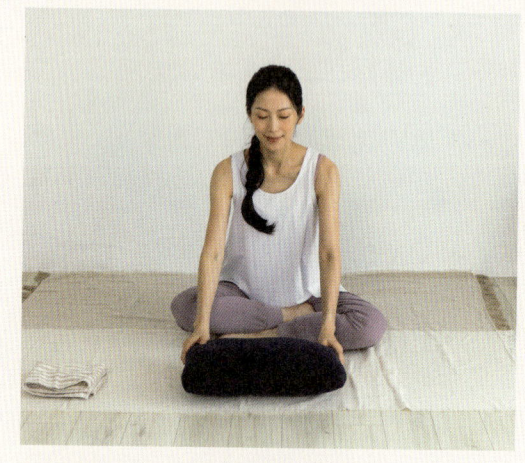

階段 1 ｜ **動作** ｜ 雙腿靠牆

1

找一個你感到舒適安全的空間，在地板上舖毯子、地墊或瑜伽墊，盡量靠近牆壁。

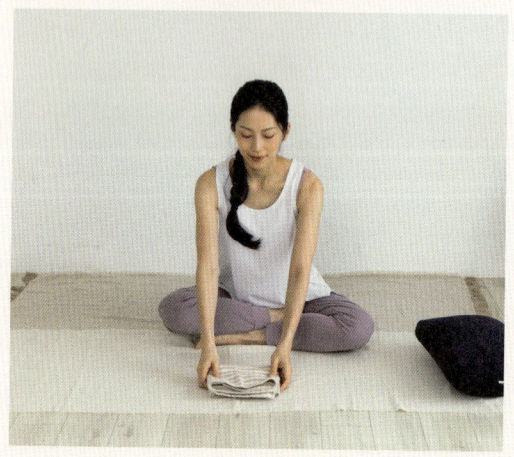

2

放鬆躺下來，若有需要，可用一個薄枕頭或毛巾墊在後腦勺，使後腦勺可以平整放在地面。

Yoga Therapy ・ 瑜伽療心室

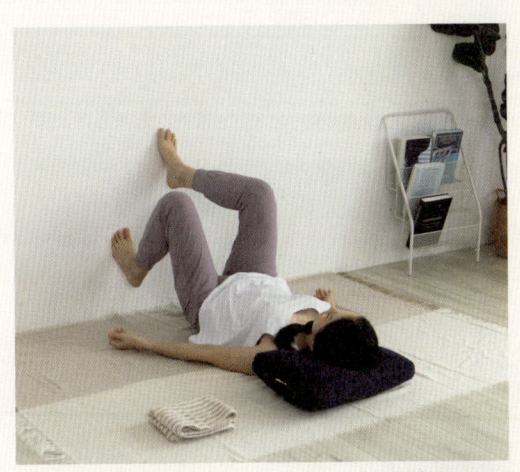

3

讓臀部往牆壁移動靠近，同時雙腿靠著牆壁爬升。

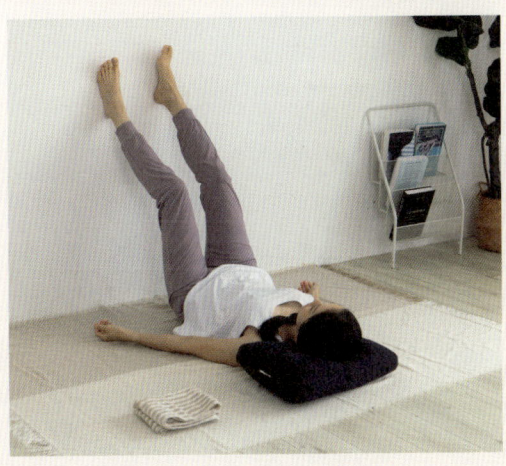

4

找到能把頭、背、臀放在地面且雙腿膝蓋放鬆，無須費力靠在牆壁上的位置，不用貼緊牆壁或與牆壁呈 90 度。

停留 2～3 分鐘。

Lesson 4・失眠

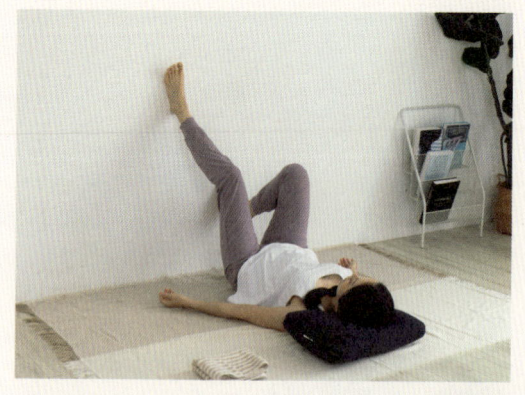

5

雙腿慢慢地靠著牆壁下降。

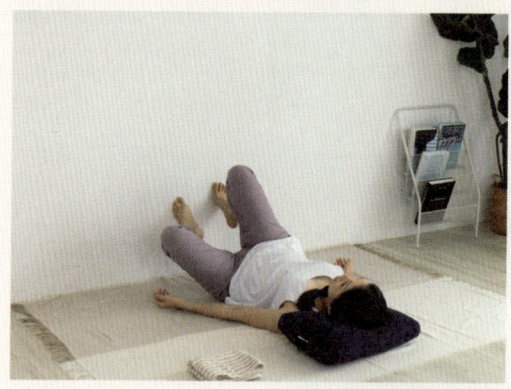

移動臀。

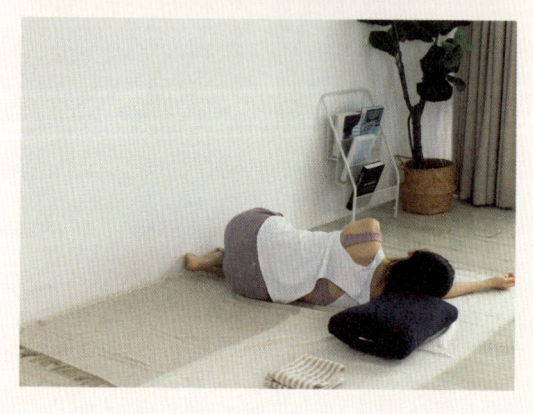

再移動背。

Yoga Therapy · 瑜伽療心室

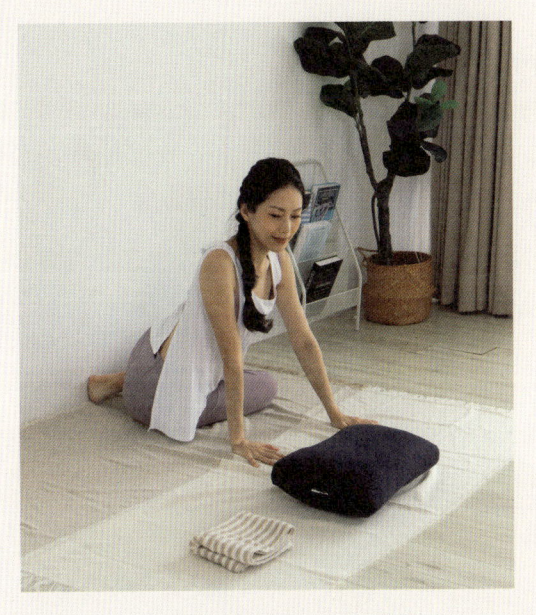

6

接著,側躺起身,慢慢坐起來。

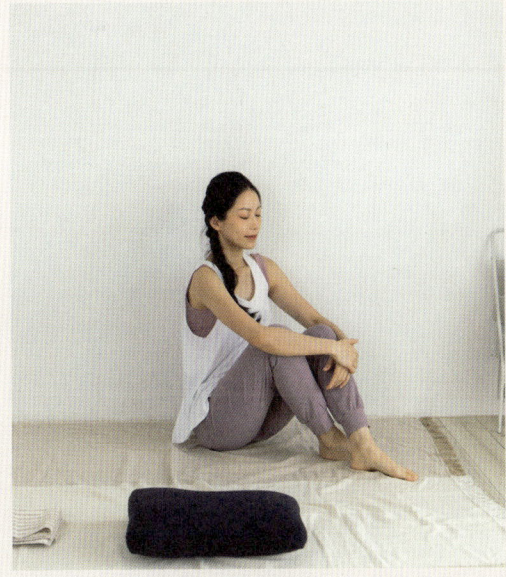

7

讓自己安靜坐著至少 30 秒。

階段 2 　呼吸 ｜ 三角形呼吸

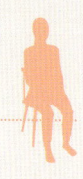

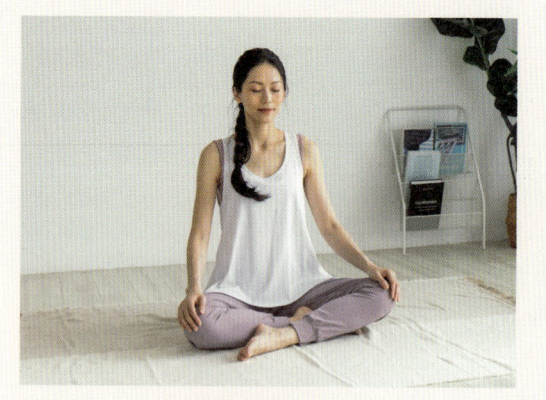

1

原地坐著或坐到椅子上，讓身體稍微坐直坐高。

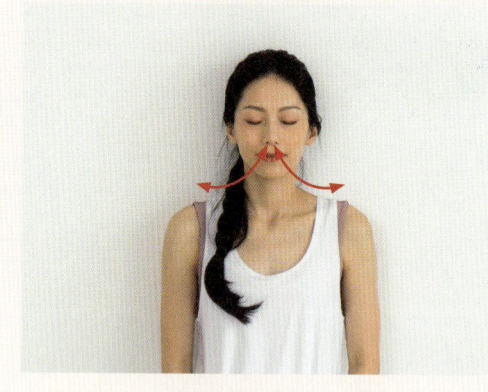

2

鼻子吸氣、吐氣。

吸吐為1次，重複5～8次。

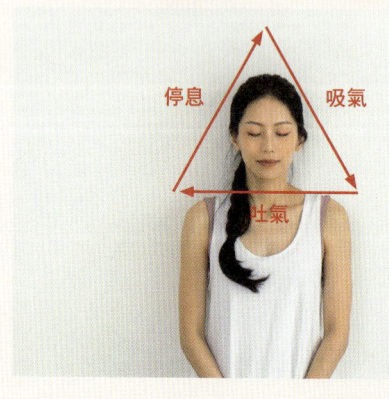

3

鼻子吸氣、吐氣、停息，像是用吸吐停畫出一個三角形。

一個三角形為1次，重複5～8次。

Yoga Therapy ・ 瑜伽療心室

| 階段 3 | 靜觀 | 呼吸掃描身體

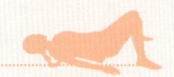

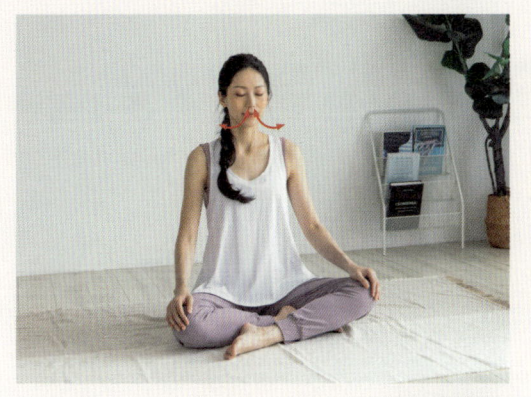

1

繼續坐著,或活動一下再重新坐好。注意力集中至呼吸,鼻子吸氣、吐氣。吸吐為1次,重複5～8次。

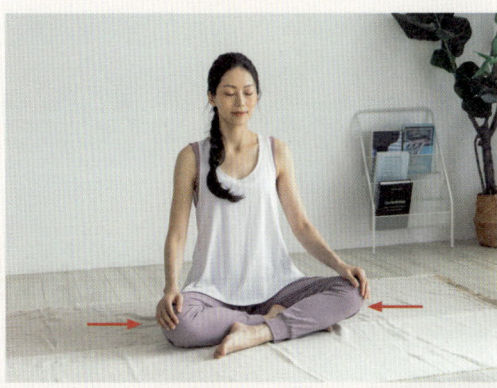

2

鼻子吸氣,吐氣到雙腿。

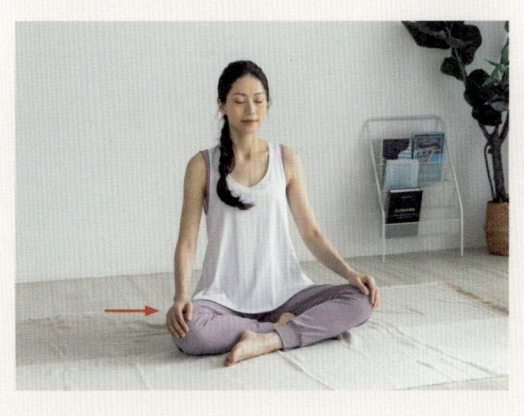

3

鼻子吸氣,吐氣到臀部。

Lesson 4 · 失眠

4

鼻子吸氣,吐氣到腹部。

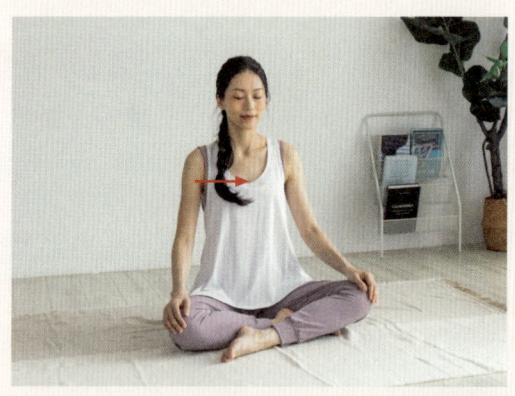

5

鼻子吸氣,吐氣到胸部。

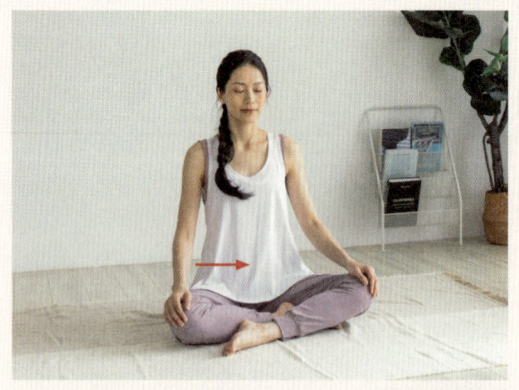

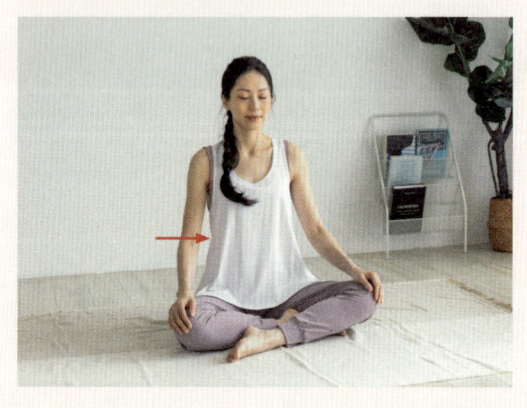

6

鼻子吸氣,吐氣到背部。

Yoga Therapy · 瑜伽療心室

7

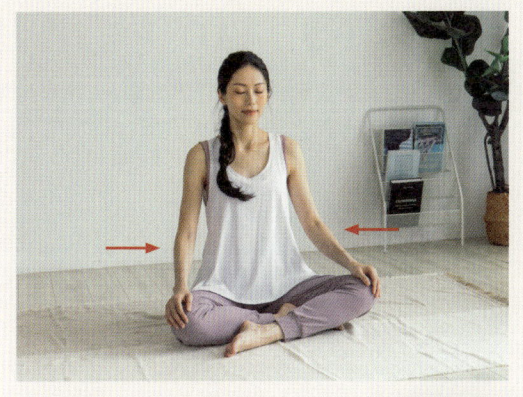

鼻子吸氣,吐氣到雙手。

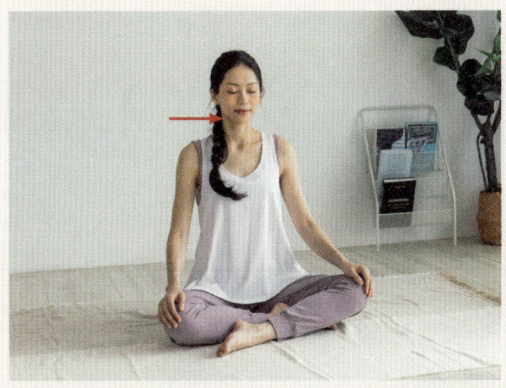

8

鼻子吸氣,吐氣到脖子。

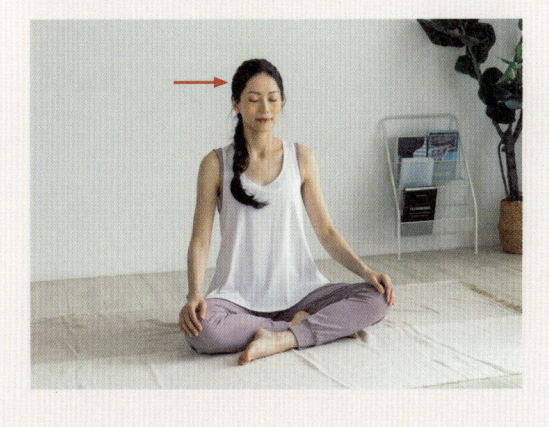

9

鼻子吸氣,吐氣到頭部。

10

鼻子吸氣，吐氣到臉部。

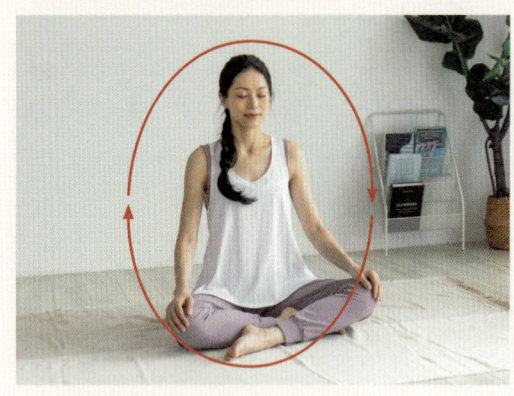

11

鼻子吸氣，吐氣到全身。

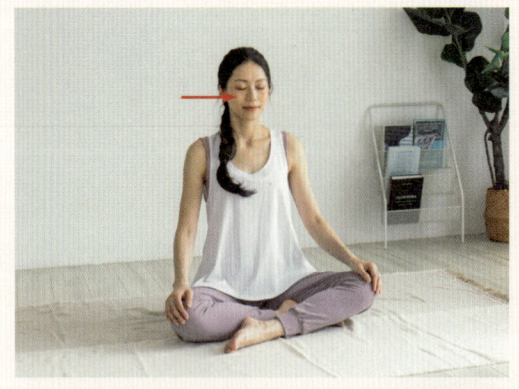

最後，你可以再待一會兒。

掃QRcode
跟著練習！

留意此時此地正在發生的所有現象、觀察正在發生的所有狀態、感覺正在發生的所有感覺。

覺得準備好之後，重新回到表格上。

階段 4 　**問問自己** | **寫下真實感受**

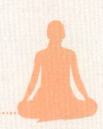

- 我現在的身體感覺 _____
  _____

- 我現在的呼吸感覺 _____
  _____

- 我現在的念頭感覺 _____
  _____

- 我現在的內心感覺 _____
  _____

- 我現在的整體感覺 _____
  _____

現在，請和一開始寫下的描述（**22 頁**）對照看看，經過**動起來、再觀察、再次寫下所有感覺**，完成這整個過程後：

- 我現在最大的發現是什麼？ _____
  _____

- 這個發現與我最近的生活有什麼關聯？ _____
  _____

　　請允許你再給自己多點時間，也許你現在需要上個廁所、喝一杯水或走動一下。接著，再**根據以上的發現及關聯**，好好思索接下來：

- 我想要怎麼做？ _____
  _____

- 我可以從哪個部分開始做？ _____
  _____

- 我要何時做？ _____
  _____

- 我的具體行動是？ _____
  _____

同時，你可能會發現自己有：

習慣著重的部分。

容易忽略的部分。

根本沒有注意過的部分。

鼓勵你註記在手機或隨身帶的小本子上，成為自己的一個提醒。如果一時半刻不知道此發現跟最近的生活有什麼關聯、不知道該從何著手，或者尚未想到該怎麼做，都沒有關係。

只要你盡可能嘗試去觀察**此時此地「我自己正在發生什麼事」**，就已經是一個改變的開始、很棒的練習。

不用執著地非得想出一個答案，只要你願意持續**留意自己、觀察自己、感覺自己**，有時候答案會突然交織在你的日常行動間。

YOGA · THERAPY

Lesson 5

疼痛

關於生理或心理上的疼痛，有太多面向和層次必須去探討，任何一種疼痛其實是大腦正在向個體發出提醒訊號，藉此讓我們停止正在做的事並離開危險情境，是種保護機制。疼痛，是身體為你說不出的苦發聲，值得你好好傾聽。

story

疼痛，
是身體為你說不出的苦發聲

「疼痛的感覺並不可怕，可怕的是過度放大或視而不見。
拔除疼痛根源的時間雖然冗長，
卻是個能用心對待自己身心的過程。
只要相信身體及持續練習，也就正處在減輕疼痛的過程了。」
—— 瑜療師碎念

　　逸廷一直飽受 S 型脊椎側彎引起的身體疼痛所苦，在父母的安排下經歷過各種看診和中西醫治療，想盡辦法解決身體疼痛以減輕影響課業學習。無奈的是，逸廷的疼痛似乎沒有隨著不同醫療方式減緩，反而日漸嚴重，

Yoga Therapy ・ 瑜伽療心室

甚至從原本的背痛和腰痛，更延伸至全身都痛。逸廷的父母輾轉從我一位團課學員口中得知，瑜伽療癒或許能提供一些協助。

第一次和逸廷見面，我印象十分深刻，他就像普遍社會價值觀下的好學生、乖孩子。他正襟危坐，態度非常有禮貌，從我們對話中可以強烈感受到他的謹言慎行。

通常如果是由他人轉介或家人介紹，尤其是父母決定的，我都會在課前諮詢或第一堂課先問一個關鍵問題，以確定之後的課程能順利進行。

我：「你是自願幫助自己身體的？還是因為爸媽，你只好來上課？」

逸廷：「我是自己想來的，當然爸媽也有關係。」

我：「你想要幫助自己身體什麼？」

逸廷：「我希望身體不要再痛，它嚴重影響到我的唸書和考試。」

我看著逸廷,感覺他似乎還有話說不出口,就問:「還有什麼想先分享的嗎?雖然現在稱為上課,但請你試著將學校的上課和這個上課分開來看,我不是學校老師,所以不是你來聽我說,這個上課是『由你來說』」。

逸廷猶豫了一下後,才說這一年多來的積極看診和治療,對他的心理壓力非常大,可是每當想起第一個醫生拿著 X 光片敘述他的脊椎有多歪斜,並告訴他之後可能會面臨的症狀時,即便他放學後常感到精疲力盡,他也依舊撐著精神去做治療。

然而,治療過程中的壓力才是最大的,特別是整脊治療,每次都痛到流淚甚至無法呼吸,可是每當整脊師告訴他唯有如此脊椎才能回正,否則就得開刀和穿鐵衣矯正時,他只好咬牙撐完療程。

逸廷:「還有,我也不想讓爸媽擔心,他們為了我的脊椎也很辛苦…老師,我的脊椎是不是從此不會好了?」

我聽完後甚是感動，逸廷的體貼和懂事在現今青少年群體中極為難能可貴，但這項特質卻也同時為他帶來龐大壓力，同時我更感到無奈，逸廷的醫療經驗似乎是長期處於一種被威脅和被恐嚇的情境中。

我帶著逸廷先進行整組從**慢柔移動與敞開（151頁）**、**簡易左右鼻腔交換呼吸（156頁）**及**關注左→右→中心身體（158頁）**的練習，接著請他在活動後觀察身體，並嘗試描述他發現到的身體反應或感覺。

對於第一次嘗試這類練習的逸廷，他的觀察力可說是十分完整。

逸廷：「我覺得我的身體非常僵硬，但在動的時候，好像又可以把它鬆開，感覺身體有僵硬和鬆開⋯我覺得好難喔⋯。呼吸的時候也很難，可是每次左右邊呼吸完，有些會痛的地方好像跟著左邊或右邊消失⋯然後最後那個⋯我不知道我是不是睡著，但我覺得有放鬆⋯」

我正準備開口回應，逸廷突然又說：「是不是因為我從來都沒有專心於自己的身體，好好去動他呢？」

　　我微笑說：「很棒，你已經發現了！」

　　逸廷像是受到肯定般，他原本小心翼翼的表情，瞬間展露出青少年該有的活力及青春微笑。由於逸廷的認真與積極，我們的練習幾乎是順暢進行，加上他個人的求知慾，我還額外提供許多關於脊椎側彎與疼痛知識的資訊供他閱讀。

　　逸廷累積數個月的閱讀、我們一同在課堂上練習，以及課後指派的自主練習之協助下，即便我們平均每三週才上課一次，他的疼痛狀況仍持續減輕。

　　後來他更自行向父母要求停止電療、整脊等治療。他說：「因為我發現我每次都在忍痛，壓力真的很大，而且我真的很不喜歡，甚至會害怕去那個地方。」即便在日常生活中偶爾又感覺到突然的背或腰疼痛，他都能藉由課堂中習得的方法自行活動調整。

我也觀察到逸廷逐漸習慣於大膽表達自己的真實想法，像是遇到我給的動作，他覺得很難時會直接說：「這個好難。」；做到真的很累時會說：「我想要休息一下。」；對某個練習感到疑惑時會說：「這個我不懂，妳可以再說一次嗎？」甚至在後期的課程裡，每當我們一碰面，他就會先主動說：「我想跟妳分享我最近觀察到⋯」那個一開始只是準備聽答案和等指示的「好學生」，在我們的瑜療課程裡不再出現了。

有天課後，逸廷說：「我覺得身體很有趣。」

我：「喔？怎麼說呢？」

逸廷：「就是**我覺得身體是怎樣的時候，他就會變怎樣。**」

他繼續說：「現在身體又痛起來時，我不會再想說都是我的歪脊椎害的，為什麼我的脊椎長得這麼不好。我反而會想說，**我的脊椎提醒我要換姿勢或去休息了，提醒我不要給自己壓力這麼大，還有提醒我身體比讀書還**

要重要。呵呵呵，不過我爸媽可能無法接受這個想法。」

我笑說：「那就換你來帶著你爸媽一起練習啊。」

他爽快回答：「好啊，我試試看！」

瑜療師
和你聊聊

疼痛的信號起因

我們每個人從出生那刻起，難免會經歷各種疼痛，學步時撞傷的痛、被父母責備的痛，乃至成長中各種生病或意外的生理痛，或在人際關係裡受傷的心理痛，只要我們還活著，身體的運作機制照舊，疼痛便會隨侍於我們左右。

關於一個人的疼痛，無論是生理或心理上的，有太多面向和層次必須去探討，絕非是三言兩語就能下定論以及給方法。尤其是慢性（Chronic Pain）或持續性疼痛（Persistent Pain [註]），如果在醫療診斷上確認已沒有任

何身體組織傷害或惡化情況,那麼就需要更廣泛地看待疼痛,包括:身體運用、心理運作、飲食營養、生活作息及其他因素,皆需花一段時間抽絲剝繭觀察身心,才可能有效幫助減輕甚至解除疼痛。

曾經有另一名長期飽受脊椎側彎困擾的個案,他來找我進行疼痛照護瑜伽課程,想藉由該課程中的練習方法解決痛苦。縱使在我們第一堂課裡,我觀察到比起目前的生理狀態,他可能有些心理狀態更需面對,但當時他激進的解決問題態度,完全認定身體疼痛與心理狀態是毫無關係的,我也提醒著自己時間未到,相信只要他願意先動起來,身心就會慢慢地透露出更多訊息。

註 ———

慢性疼痛(Chronic Pain)或持續性疼痛(Persistent Pain),比起如擦傷、割傷等急性疼痛,其時間還要長,在初始疼痛出現後,疼痛信號在神經系統中會持續數星期、數月甚至數年,且大多數的藥物治療已無效果。

就在他積極要求每週兩次的課程過了一年後，某天課後才主動說起，其實他早已發現自己積累的壓力比想像的還多，除了無數次在工作中情緒幾近潰堤，卻假裝沒事，另外他長期服用的安眠藥物似乎只增不減，卻從不諮詢醫師。

在我們一同上課的這年裡，他從沒想過要主動告知我，他正面臨著什麼困境和疑惑，即便這期間他好幾次觀察到身體以外的感覺和狀態，但他始終認為來上瑜伽課就是要解決身體疼痛，和其他生活瑣事毫不相干。

我很高興，他終於願意表達身體以外的感受，在雙方討論並取得同意下，我引導他做更多的身心觀察練習，進而發現他從小與家人間的不健康互動關係，且無形中帶著這種不健康的互動進入學生時期，乃至出社會後的職場與伴侶關係，導致他總覺得自己的物質生活並無匱乏，但在其他方面卻只能用「糟糕」來形容，我記得他在課程裡最常說的一句話就是：「我真的有夠衰！」

除了這兩名個案外,我可以說,所有因身體疼痛而找我上個人或團體課的學員,在一段時間練習後,大都能理解到**當身體某個部位疼痛時,表示大腦正在向個體發出提醒訊號,藉此讓個體停止正在做的事並離開危險情境,這其實是大腦在保護我們!**

當他們了解到**疼痛是一種身體的保護機制**時,便不再抱怨、壓抑或逃避疼痛,反而更願意面對這些疼痛訊號,並花時間去探索及認識訊號底下的其他訊息,最終會發現疼痛與個人的思想認知、情緒感受、生活習性、人際社交等皆有關聯,進而逐漸遠離疼痛,並有能力自我調節疼痛。

正向看待「痛」的生活練習

1. 避免陷入身體組織受損越嚴重，就等於疼痛越嚴重的迷思。例如，被紙張割傷手指時會覺得痛，但事實上傷口非常小；在洗澡時才發現腿部有一片瘀青，卻沒有感到任何痛。

2. 更要避免陷入「痛就是好和有效」的認知。例如，按摩超大力而感到超痛，卻認為是身體在排毒；做身體伸展時覺得很痛，卻認為這樣筋才會被拉開變柔軟。

3. 當疼痛感覺出現時，先暫停當下動作，並提醒自己：「這是一個身體訊號，身體在告訴我可能有危險。」

4. 若因急性傷害，比如燙傷、開放性傷口，或經醫師診斷後確認身體組織受損發炎而造成的疼痛，當然需先暫停運動並休息靜養。如果是已獲醫師診斷確認該身體部位無任何損傷，或受損部位已恢復正常無任何惡化情況，又或經醫師確認可恢復運動者，都建議先進行**溫和輕柔的身體活動、緩慢順暢的呼吸活動**，能幫助舒緩疼痛及傷後修復。

5. 當相似的疼痛感經常或重複出現時，練習觀察疼痛的樣貌。例如，疼痛的位置、範圍、深淺、面積、程度、形狀，及各種型態像是痠痛、刺痛、脹痛、絞痛等。
6. 經常練習觀察自己的身體外在和內在感覺，包括視覺、聽覺、味覺、嗅覺、觸覺等五感，及血液、內臟、腔體等內部感，豐富身體的感知能力，提供大腦更多元的資訊，以更能分辨真實的身體情況，增進自身安全感。
7. 閱讀有科學實證的疼痛科學知識，避免道聽塗說、以偏概全。

四 階 段

溫柔待自己練習 Me Time

階段 1 **動作** | 慢柔移動和敞開

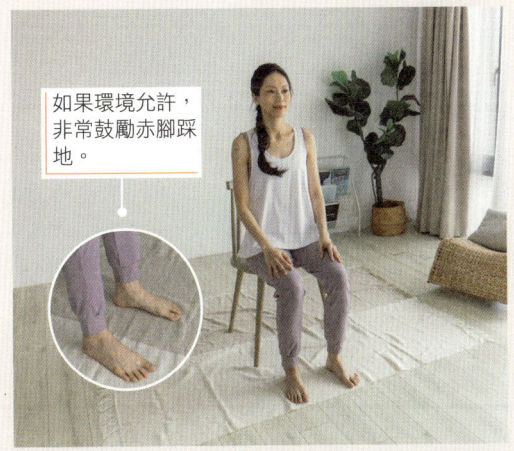

1

找到一個你能夠坐一會兒,最好是雙腳能平踩在地面的椅子。

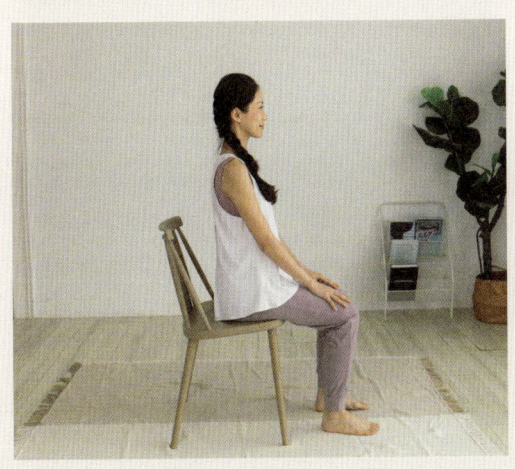

> 如果環境允許,非常鼓勵赤腳踩地。

2

保持身體稍微坐直坐高,雙手放在大腿上。

Lesson 5 · 疼痛

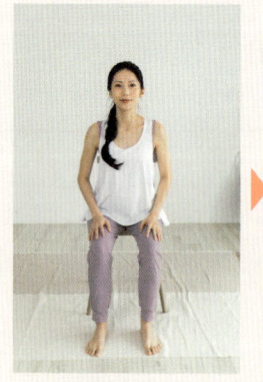

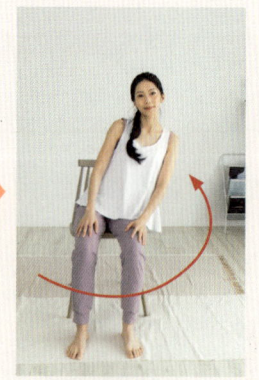

3

軀幹從前、到左、到後、到右,像是用身體畫一個圓。

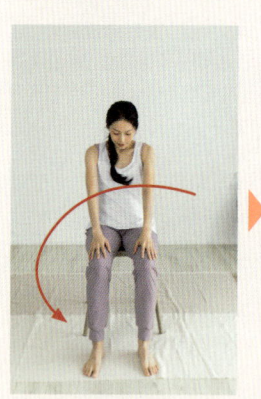

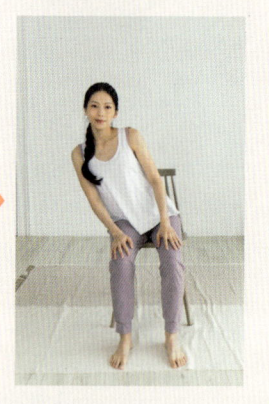

Tip! 畫圓時,臀、腹、胸一起移動。

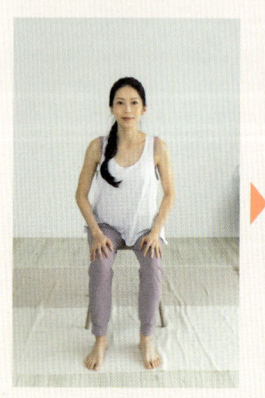

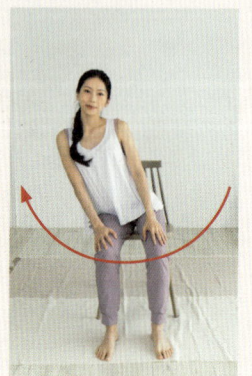

4

軀幹從前、到右、到後、到左,像是用身體畫一個圓。

Yoga Therapy · 瑜伽療心室

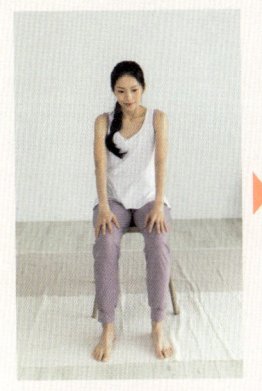

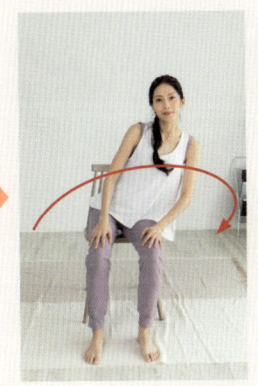

左圓、右圓為1次，重複5～8次。

Tip!
畫圓時，臀、腹、胸一起移動。

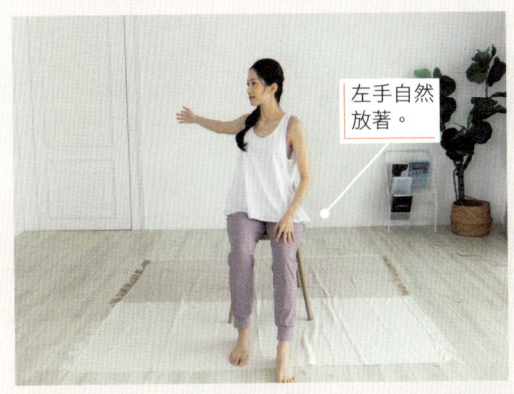

5

左腳向前踩出，左腿微伸，軀幹、右手，往右打開。

心裡緩緩默數或直接數出1～10。

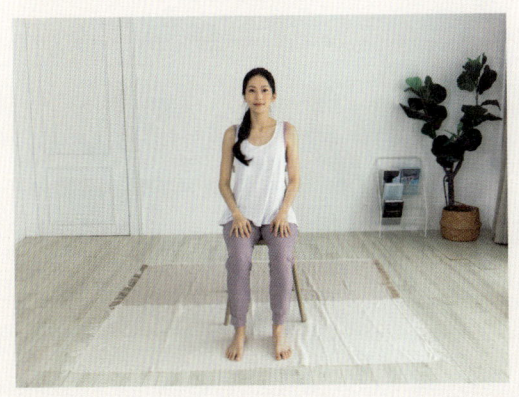

左手自然放著。

6

身體回到中間。

Lesson 5・疼痛

7

右腳向前踩出,右腿微伸,軀幹、左手,往左打開。

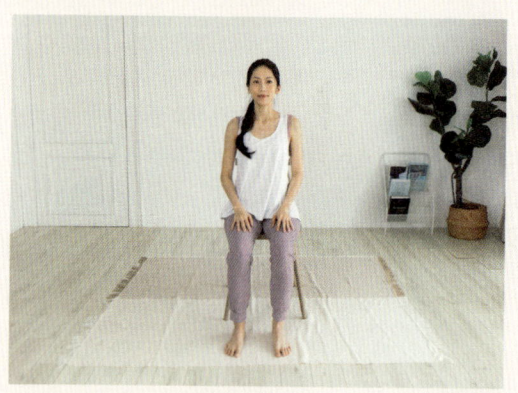

心裡緩緩默數或直接數出 1～10。

> 右手自然放著。

8

身體回到中間。

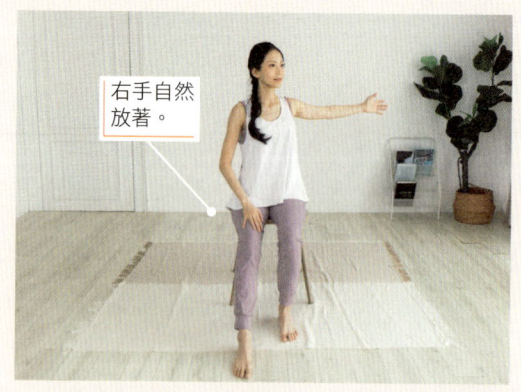

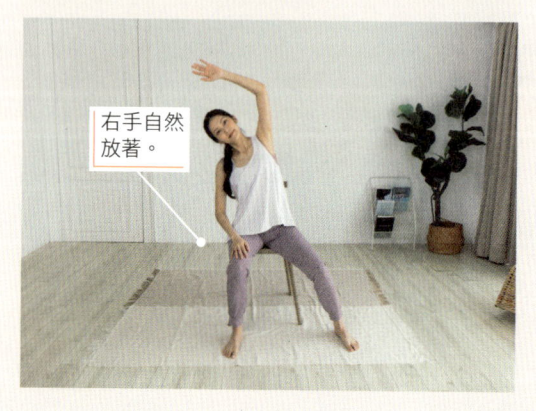

9

左腳向旁踩出,左腿微伸,軀幹向右彎、左手向上伸。

心裡緩緩默數或直接數出 1～10。

> 右手自然放著。

Yoga Therapy · 瑜伽療心室

10

身體回到中間。

11

右腳向旁踩出,右腿微伸,軀幹向左彎、右手向上伸。

心裡緩緩默數或直接數出 1〜10。

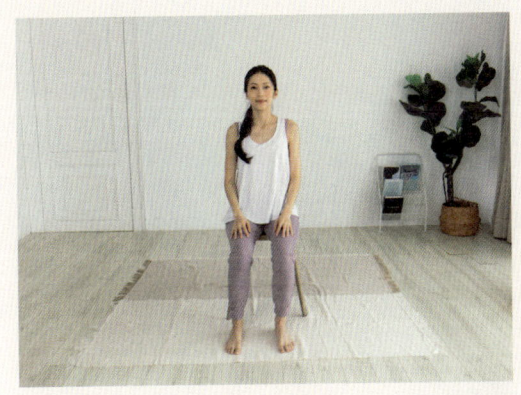

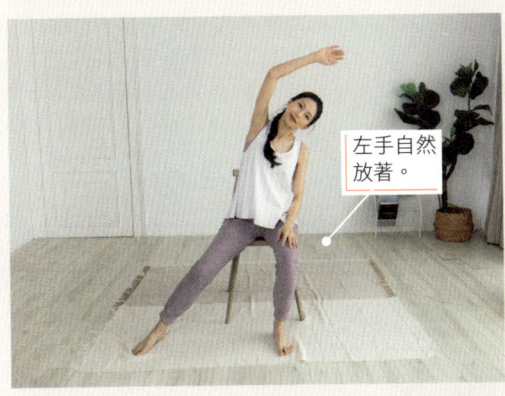

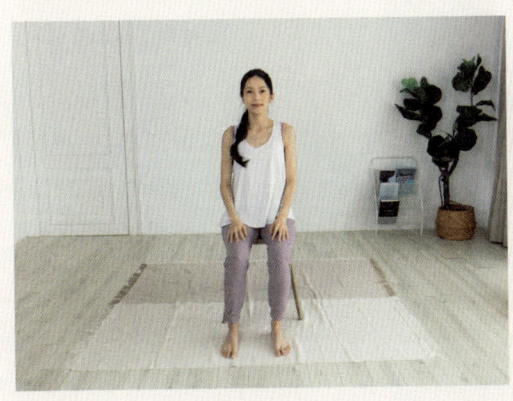

左手自然放著。

12

身體回到中間。

你可以活動一下,稍作轉換。

| 階段 2 | 呼吸 | 簡易左右鼻腔交換呼吸

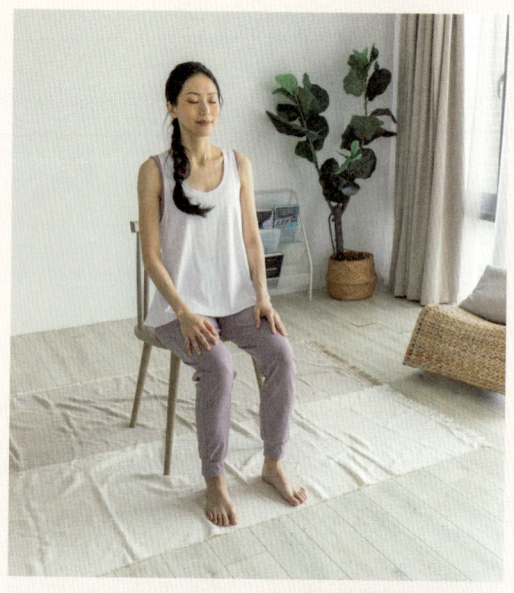

1

你可以繼續坐著，或躺下來。眼皮放鬆，讓視線放軟或閉上雙眼。

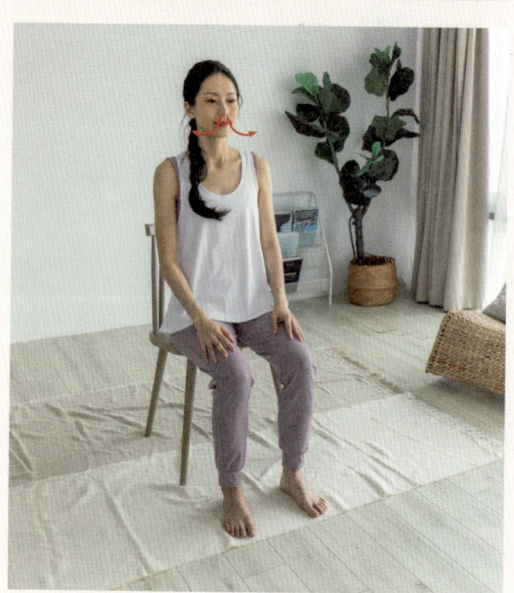

2

注意力集中至呼吸，鼻子吸氣、吐氣。

吸吐為1次，重複5～8次。

Yoga Therapy · 瑜伽療心室

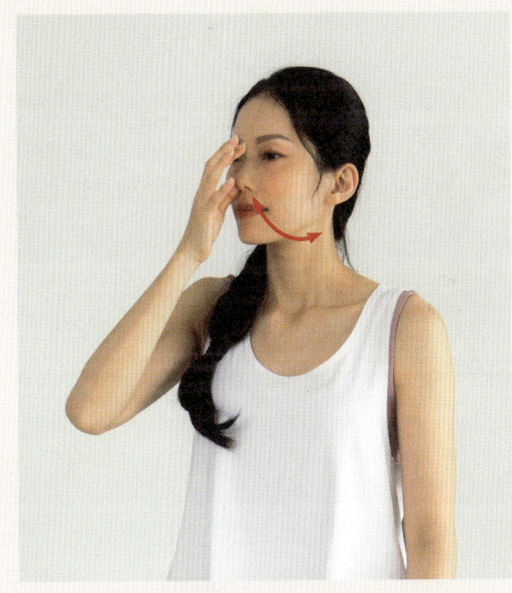

3

右手任何一隻手指輕按著右鼻腔，左鼻腔吸氣、左鼻腔吐氣。

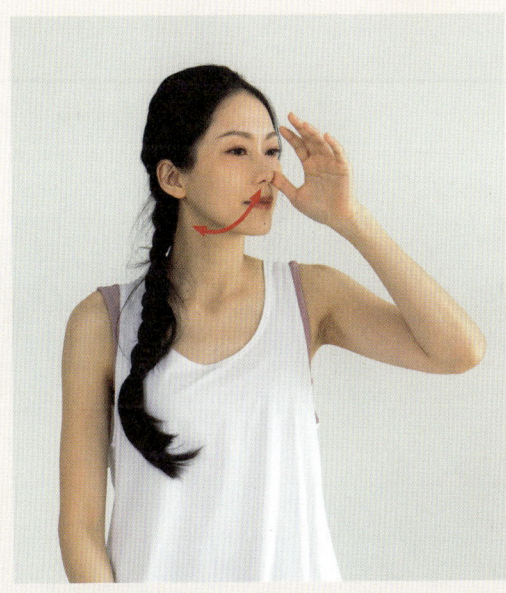

吸吐為1次，重複5～8次。

4

左手任何一隻手指輕按著左鼻腔，右鼻腔吸氣、右鼻腔吐氣。

吸吐為1次，重複5～8次。

可以再從左鼻腔吸吐從頭循環一次，直到你覺得需要結束為止。

Lesson 5・疼痛

階段 3　靜觀 ｜ 關注左→右→中心身體

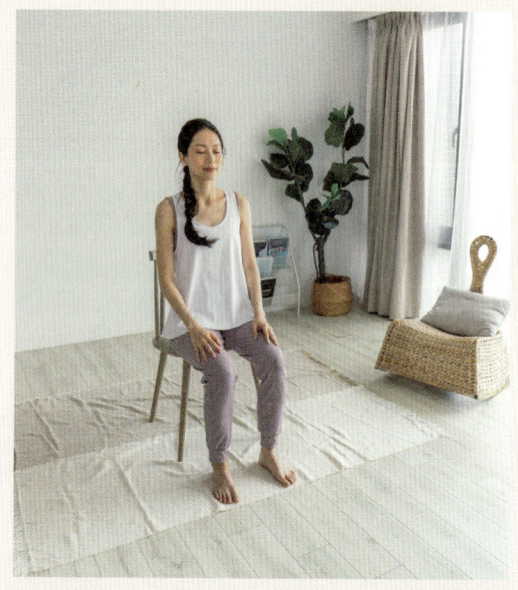

1

你可以繼續坐著,或躺下來。眼皮放鬆,讓視線放軟或閉上雙眼。

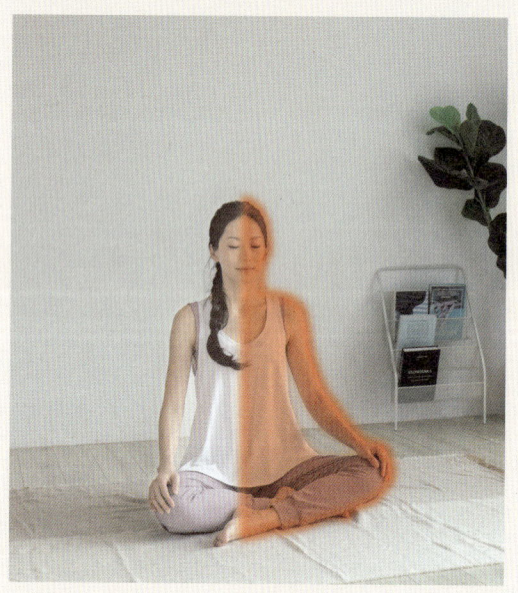

2

將意識帶至左半邊身體。

左腿、左臀、左背、左腹、左胸、左手臂、左頸、左半邊頭、左臉。

意識放在整個左半邊身體,持續至少30秒。

Yoga Therapy ・ 瑜伽療心室

3

將意識帶至右半邊身體。

右腿、右臀、右背、右腹、右胸、右手臂、右頸、右半邊頭、右臉。

意識放在整個右半邊身體,持續至少30秒。

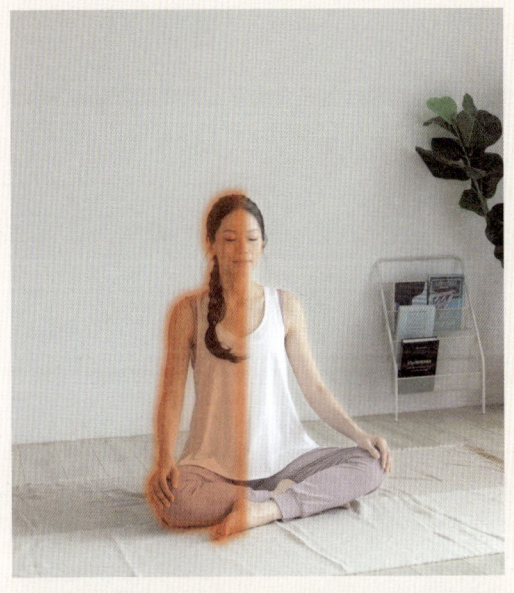

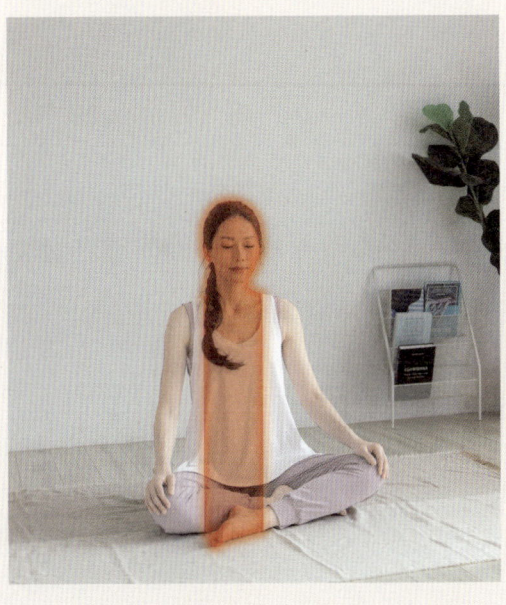

4

將意識帶至中間的身體。

整個臀部、整個背部、整個腹部、整個胸部、整個頸部、整個頭部、整個臉部。

意識放在整個中間的身體,持續至少30秒。

5

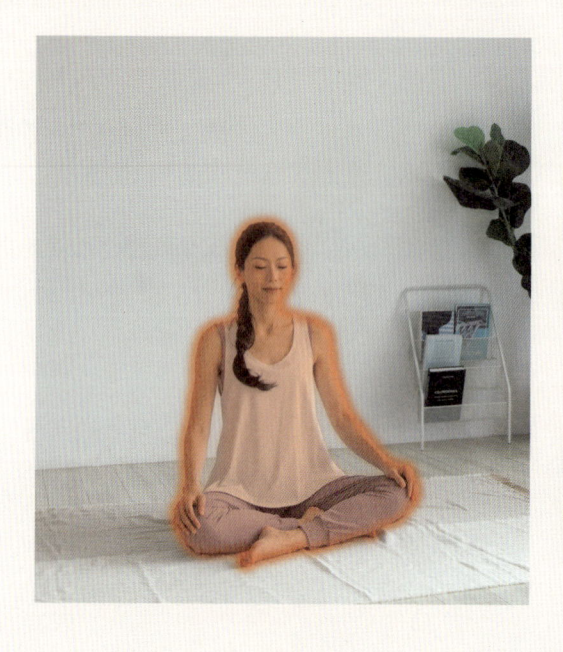

將意識帶至完整的身體。

整個身體的前面、後面、左面、右面、上面、下面。

意識整個完整的身體，持續至少 1 分鐘以上，直到你覺得需要結束為止。

掃 QRcode
跟著練習！

───── ··· ─────

留意此時此地正在發生的所有現象、觀察正在發生的所有狀態、感覺正在發生的所有感覺。

覺得準備好之後，重新回到表格上。

Yoga Therapy · 瑜伽療心室

階段 4 ｜ **問問自己** ｜ 寫下真實感受

- 我現在的身體感覺 _____
  _____

- 我現在的呼吸感覺 _____
  _____

- 我現在的念頭感覺 _____
  _____

- 我現在的內心感覺 _____
  _____

- 我現在的整體感覺 _____
  _____

　　現在，請和一開始寫下的描述（**22頁**）對照看看，經過**動起來、再觀察、再次寫下所有感覺**，完成這整個過程後：

- 我現在最大的發現是什麼？＿＿＿＿＿＿＿＿＿＿
＿＿＿＿＿＿＿＿＿＿＿＿＿＿＿＿＿＿＿＿＿＿

- 這個發現與我最近的生活有什麼關聯？＿＿＿＿
＿＿＿＿＿＿＿＿＿＿＿＿＿＿＿＿＿＿＿＿＿＿

　　請允許你再給自己多點時間，也許你現在需要上個廁所、喝一杯水或走動一下。接著，再**根據以上的發現及關聯**，好好思索接下來：

- 我想要怎麼做？＿＿＿＿＿＿＿＿＿＿＿＿＿＿
＿＿＿＿＿＿＿＿＿＿＿＿＿＿＿＿＿＿＿＿＿＿

- 我可以從哪個部分開始做？＿＿＿＿＿＿＿＿＿
＿＿＿＿＿＿＿＿＿＿＿＿＿＿＿＿＿＿＿＿＿＿

- 我要何時做？＿＿＿＿＿＿＿＿＿＿＿＿＿＿＿
＿＿＿＿＿＿＿＿＿＿＿＿＿＿＿＿＿＿＿＿＿＿

- 我的具體行動是？＿＿＿＿＿＿＿＿＿＿＿＿＿
＿＿＿＿＿＿＿＿＿＿＿＿＿＿＿＿＿＿＿＿＿＿

同時，你可能會發現自己有：

習慣著重的部分。

容易忽略的部分。

根本沒有注意過的部分。

鼓勵你註記在手機或隨身帶的小本子上，成為自己的一個提醒。如果一時半刻不知道此發現跟最近的生活有什麼關聯、不知道該從何著手，或者尚未想到該怎麼做，都沒有關係。

只要你盡可能嘗試去觀察<u>**此時此地「我自己正在發生什麼事」**</u>，就已經是一個改變的開始、很棒的練習。

不用執著地非得想出一個答案，只要你願意持續<u>**留意自己、觀察自己、感覺自己**</u>，有時候答案會突然交織在你的日常行動間。

YOGA · THERAPY

Lesson 6

焦慮

焦慮是讓「已發生的過去」和「未發生的未來」佔滿一個人的表現，使得心思遊走在過去和未來時空，導致身、心的距離越來越遠而變得不協調、失去平衡，焦慮因此茁壯。不妨停下來想想，你是否過度要求自己了呢？

story

焦慮，
或許是你過度要求自己

> 「焦慮也是組成一個人的元素之一，
> 它的存在使我們學習成為更像自己的自己。」
> ──瑜療師碎念

還記得那天我提著大包小包剛走進教室，有個響亮的聲音傳來：「老師，我第一次上妳的課，我跟妳說我很僵硬，我是個靜不下來的人！」

我循著聲音望去，看到人高馬大、精神抖擻的文豪

對我說話，當時我對於他大方表達和善於社交的個性印象深刻，畢竟大部分學員都不習慣交談，即使有個人特殊狀況也會私下告知。

當時那堂課結束後，文豪立即攔住我：「老師，我剛剛上課時，越上越生氣、越上越無法安靜，怎麼辦？」

不待我回答，他繼續述說了一連串的現象，從上課到生活、從生活到工作，又突然從工作跳回剛剛上課的狀況，然後說起他有童年創傷及已接受過哪些治療。我當下有些被他的跳躍語句搞得混亂，但能從他的語言中聽到一大串包含「生氣、躁動、浮躁、煩躁、焦慮、無法平靜」等關鍵字。

他終於說完後問：「我該怎麼解決？」

我：「因為我還要去下堂課，無法立即回答你的問題。請你先到我的官網看看文章和影片，也許會給你一些想法，然後你再考慮看看是否與我聯繫。」

我忘記經過了多久，文豪再也沒出現在我的團體課程裡。某天，我的臉書粉專出現一長串沒有標點符號的私訊，當時我以為是垃圾訊息，差點直接刪除，但訊息最後留下的名字又不像詐騙，仔細閱讀內容後，才將文豪跟課後攔住我那個人的臉兜起來。

我和文豪約了第一堂瑜伽療癒課，當我抵達他租賃的空間時，他非常興奮地迎接我，並表示在上次那堂團課後，他開始研究我所有的文章和影片，越看越深深覺得：這才是他最想要的治療方式。

他說：「我覺得瑜伽療癒是我最後的希望！」

我：「不過我還是要讓你知道，瑜伽療癒方法可能對你有幫助，但至於可以幫助多少，我無法對你做出承諾，我只能說關鍵在於，**你願意在這過程中付出多少心力和時間。**」

文豪：「老師，我會努力的，因為我已經用盡方法，都覺得沒有幫助。神經科醫生說我自主神經失調、精神

科醫生說我有嚴重焦慮、復健科醫生說我肌肉不協調、中醫說我整個身體嚴重失調,需要持續針灸、諮商師說我必須學會放下很多事。然後我跟妳說……。」

文豪持續說著許多過往,包括患過的疾病、去過的醫院、看過的醫科別、與醫生們的對話等。他也說著更多未來,包括他想像自己最後可能會成為殘廢、再不把病治好,家人會被拖累、親友會用歧視眼光看他等,完全沒有想停下來,讓我有開口回應的斷點。

我就這樣靜靜地聽他述說,並藉此觀察他的姿態、動作、呼吸、聲音、詞語等,透過他的談話呈現,進一步理解他的當前狀態與真正需求。

等文豪終於述說完畢,我問:「你現在觀察到什麼?」

他回答:「我覺得我很喘、心跳很快、滿頭大汗。」一邊用衣袖抹去額頭和脖子的汗珠。

接著我邀請文豪嘗試**躺姿畫圓(180 頁)**。一開始,

他做得非常快，雖然我持續提醒他，試著每次畫圓都比上一次再放慢一秒，他仍不自覺地加快速度。同時做得非常用力，每一個移動都像是推著阻力般進行，我看見他的汗水濕透瑜伽墊，呼吸十分急促。

我請他先停下動作並詢問：「你現在有觀察到什麼嗎？」

文豪：「我覺得我很急、很急、非常急。我覺得我要做得非常多次、非常有力才會好得快！」

我：「是什麼樣的觀察，讓你有『做得多就會好得快』的感覺？」

他看著我，眼神中帶點詫異地說：「不都是這樣嗎？」

我：「你願意試試看不一樣的方法嗎？試試看比你原本的速度再慢、力度再小的移動？」

文豪表示很願意嘗試，但進行第二次時，不自覺又回到快又大力的模式，甚至還自動加入他認為適合的腹式呼吸法。

我再次請他停下來並詢問:「你現在有觀察到什麼嗎?」

文豪:「妳叫我做慢一點的時候,我覺得整個人有變平靜,但後面不知道為何又開始不平靜。」

我:「你有發現什麼嗎?從一開始的平靜,後來又不平靜?」

他有些不好意思地笑:「因為我又開始很急,我想趕快做完。」

他緊接著:「我的個性就是很急,我想趕快好,我這個樣子已經一年多了,看過那麼多醫生,也很努力配合治療,我還查過很多資訊、讀很多書,但我就是一直無法好起來⋯⋯。」

文豪繼續重複說著課堂開始前說過的內容。總而言之,他因為過去眾多的生活經驗而促使他更善於聚焦未來計畫,並嚴格督促自己務必要跟著計畫進行,因此在工作上獲得十分優秀的成就。於是,當他被醫生診斷出身心有症狀的那刻起,他也採用與工作相同的模式──

制定計劃、按計劃執行的面對疾病。然而，最終卻發現對於他的焦慮和失調治療根本無效，而且感覺越來越糟糕。

我：「所以，你有發現什麼了嗎？」

文豪擦掉身上的汗水，沉默一會兒，接著大口吐氣後才開口：「我很急，我想要每件事情都能掌控住，也許工作上我掌控得住，而且我非常會掌控工作！但身體，我好像無法，我好像越想掌控他，他越失控！」

我：「現在你有觀察到什麼嗎？」
文豪：「嗯⋯好像比較⋯輕鬆？」
我：「是什麼樣的輕鬆？」
文豪：「嗯⋯比較平靜⋯好像是⋯因為我有發現自己喜歡掌控這個點⋯呃⋯其實應該說我早就知道自己是這個樣子⋯只是我好像是第一次說出來，連我家人我都沒有說⋯因為不想讓他們擔心。」

我看著文豪的姿態和語速隨著我們的對話放鬆並慢

下來，我才進一步請他嘗試做**收放掃描身體（191頁）**。文豪在課前諮詢單裡已表明，他最排斥所有與靜坐冥想相關的練習，因為會加深他的煩躁感，但他卻在我引導的這個過程中結束練習。

文豪：「我覺得更平靜了…心跳有變慢…呼吸有變慢…腦子的運轉有變慢… 我感覺有變好…」

我：「請你好好看著這些正在發生的現象就好。」

由於文豪還有許多固定療程必須進行，若是再安排瑜伽療癒課，日常時間會極為壓縮，與他討論後，即便他非常想要固定上課，我還是請他先按部就班完成既定療程，並請他告知醫師，他計劃將瑜伽療癒納入輔助療法之一，也聽聽看醫師給他的建議或注意事項。

雖說現階段在臺灣，瑜伽療癒尚無法進入醫療體系、正式與傳統醫療配合，但至少我可以藉由個案資訊，盡可能做到輔助的角色，同時也能讓個案學習到**身、心、生活整合的溝通**，而非將整個人切割開來，繼續頭痛醫

頭、腳痛醫腳的單一方法。

　　至今，文豪已進入每週固定一次的瑜伽療癒課程步調，並於課後繼續自主練習，原本的療程也持續著，他表示自己的感覺正持續變好中。雖然，偶爾在他感覺變好時，又會突然回到心急、想完全掌控及腦中產生各種計劃的舊習慣，但他現在已能自行做到**留意、觀察、感覺**這三步驟，幫助他減緩焦慮感，回到此時此刻他眼前正在進行的事情上。

瑜療師
和你聊聊

正視焦慮，
避免渲染蔓延

有陣子，我因為家裡的事、工作的事還有其他瑣事接連出現各種臨時變卦，當時為了立刻、馬上處理，縱使當下我已感覺到自己非常焦躁，但理智上我選擇先略過身體感覺和情緒。

在這些事件告一段落後，那些曾被我忽略的感覺們卻陸續湧現，我發現自己變得很不耐煩、易煩躁，總覺得有股火在我胸腔裡不斷燃燒，我可以清晰地感覺到自己變得非常不好。

於是我決定帶著這些不好的感覺和我一起進行每日的既定行程，我可以清楚地感受到它們圍繞在我身邊，但我選擇不急著把它們趕走，也不急著想辦法解決，我只是靜靜地與它們共處著。

我看著這些不好的感覺影響著身體和呼吸，身體因為焦慮，動作變得莫名快速，我經常不自覺地步伐很快、吃飯很快，導致每天都全身痠痛跟消化不良；我的呼吸也因為焦慮變得短淺，經常感覺吸不到空氣，也感覺一直有個東西壓在胸口。

我整個人的狀態持續處於不穩定，當時心裡總祈禱著：「現在最好不要有人白目來惹我，不然衰的就是你。」但我仍繼續留意、觀察和感覺它。

我發現這股焦慮感，除了是當時各種事件來臨時，我先選擇忽略身心感覺造成的後果，更大的發現是，**這股焦慮感的主因是「擔心」，而這個擔心中又複合著我的「害怕和恐懼」。**

因為前車之鑑，我擔心要是再突發一次，我該怎麼辦？也不斷假設著要是再突發一次，我該怎麼做？

由於先前經驗和無限想像不斷干涉自己，我的注意力早就遠離此時、此地、此事，讓「已發生的過去」和「未發生的未來」佔滿我的現在，我的身體雖處於現在時空，但我的心思卻遊走在過去和未來時空，導致身、心的距離越來越遠而變得不協調、失去平衡，焦慮感也就日漸茁壯。

我也沒有因為這些觀察而感到丟臉，或因為被瑜伽療癒師的身份綑綁，而不允許自己心情不好，或認為感覺不好是不合宜的行為。

相反地，我非常慶幸——我是真實存在的人、是活生生的，所以我能感受到這些複雜混亂的感覺，並且我有能力讓自己不疾不徐地待在這些感覺裡，看著它們的面貌、聽著它們的聲音，以及感受它們的存在，並透過自己在瑜療培訓中習得的技巧，自我練習去看見和整理

這些感覺的根源,讓我如實地與自己的感覺一起生活著。

與焦慮共處的生活練習

1. 觀察：安靜、專注、耐心地觀察，這個焦慮到底出自於哪裡？有多少真正源於自己的心？有多少來自大腦的想像？有多少來自外界的影響？
2. 辨別：此刻的焦慮，是否正影響我眼前的生活節奏和品質？是提升性的影響？還是降低性的影響？是否能幫助我的生活更多？抑或幫助不大、毫無幫助甚至更加混亂？
3. 同在：焦慮是人類會有的心理反應，絕不需刻意壓抑或消除，只需看著它的樣子、聽著它的聲音、感受它的存在，並與它在一起。如果不小心被它拉太遠了，記得呼吸一大口、看著身體、提醒大腦：「哈囉！我現在在這裡，我正在這裡呢！」
4. 重複自問：「我現在可以為自己做些什麼？讓焦慮感可以稍微降低一點？」
5. 若是焦慮感已嚴重影響到自己的精神和生活品質，請務必尋求身心相關的專業人員做評估與治療，以有根據和步驟的方式面對焦慮。

四階段

排解焦慮練習 Me Time

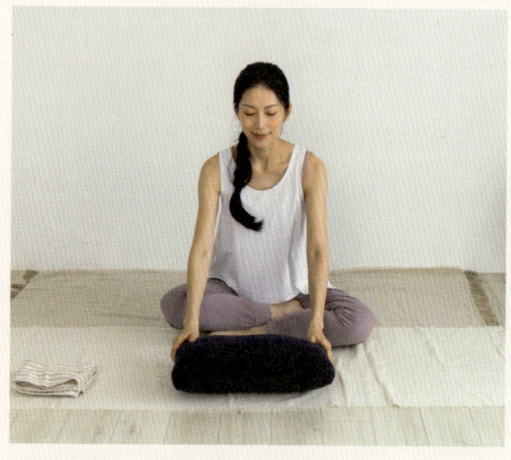

階段 1　動作｜躺姿畫圓

1

找一個你感到舒適安全的空間，在地板上舖毯子、地墊或瑜伽墊，慢慢地躺下來。

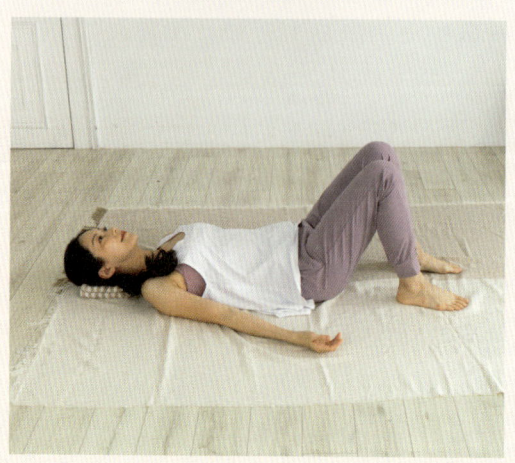

2

若有需要，用薄枕頭或毛巾墊在後腦勺，使後腦勺可以平整放在地面上，雙腿彎曲踩地。

Yoga Therapy · 瑜伽療心室

3

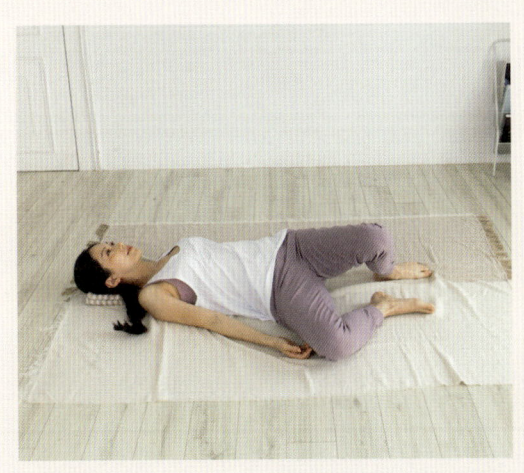

雙腿往右倒。

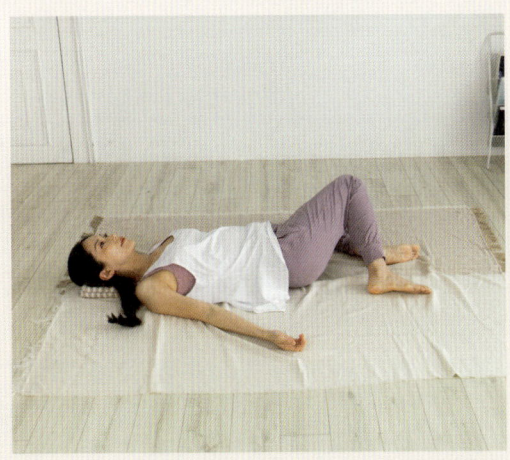

4

雙腿往左倒。

右左為 1 次，重複 5～8 次。

5

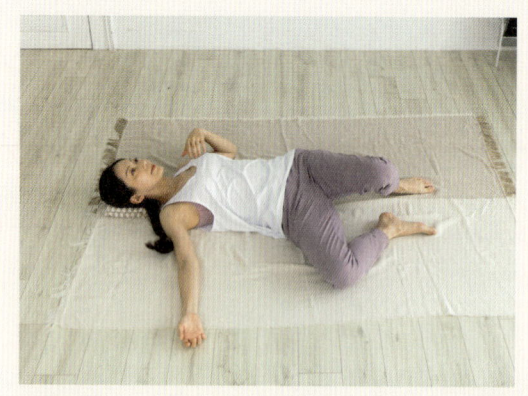

雙腿往右倒,停留在右倒。

左手手肘彎曲。

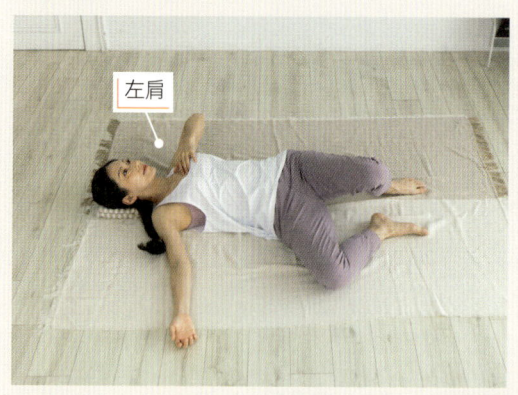

左手臂開始移動至左肩。

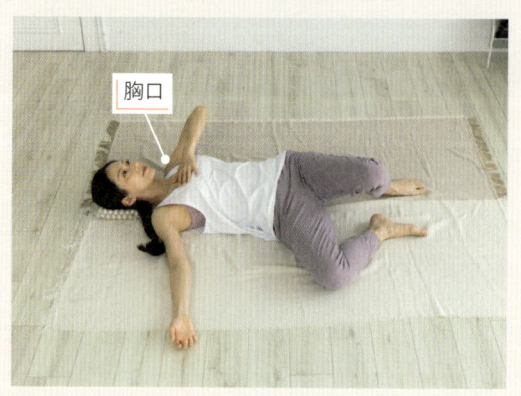

左肩

移動至胸口。

胸口

Yoga Therapy · 瑜伽療心室

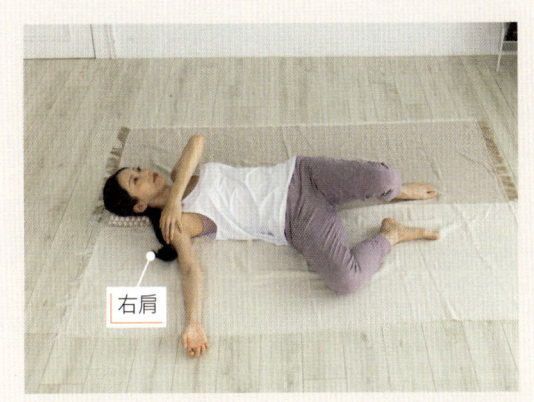

移動至右肩。

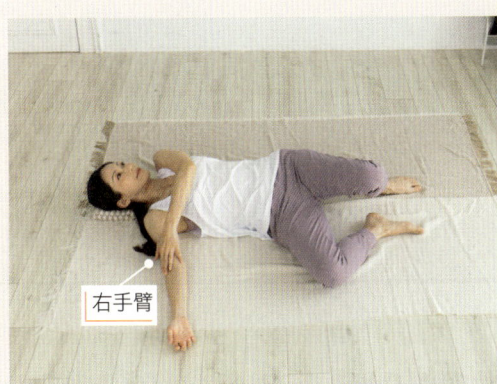

右肩

移動至右手臂。

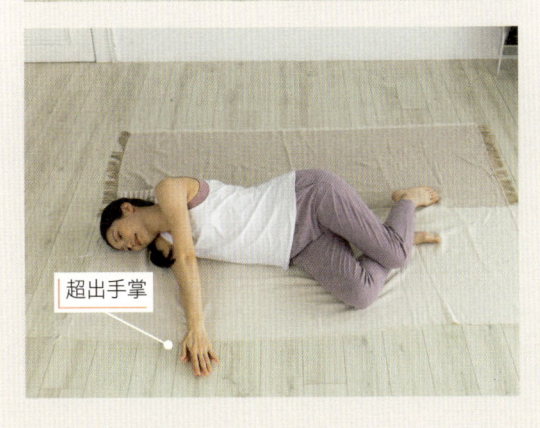

右手臂

超出右手掌。

超出手掌

Lesson 6 · 焦慮

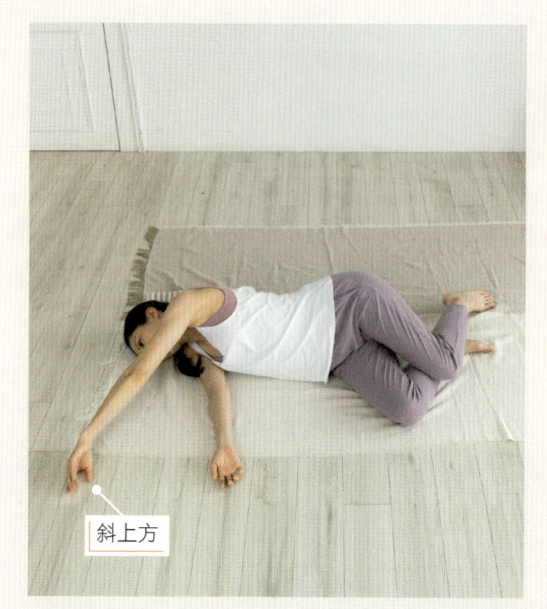

繼續沿著地面，移動至斜上方、頭頂上方。

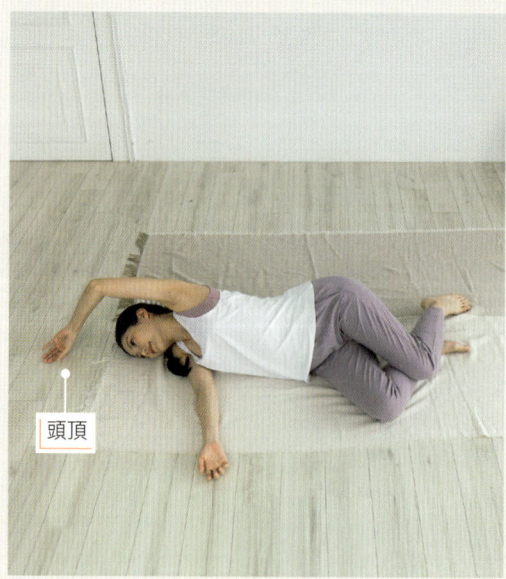

斜上方

頭頂

Tip!
請以最不費力的程度移動手臂，手臂不需用力伸直；移動過程中，身體其他部位保持被動，不需刻意主動做出任何動作。

Yoga Therapy · 瑜伽療心室

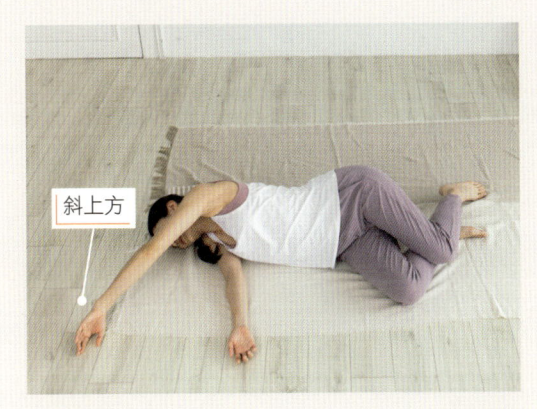

6

左手臂再從頭頂上方、斜上方。

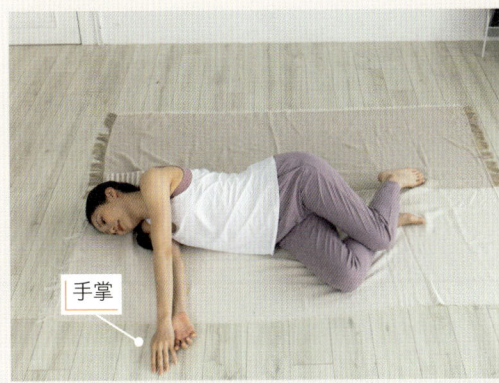

斜上方

移動至右手掌。

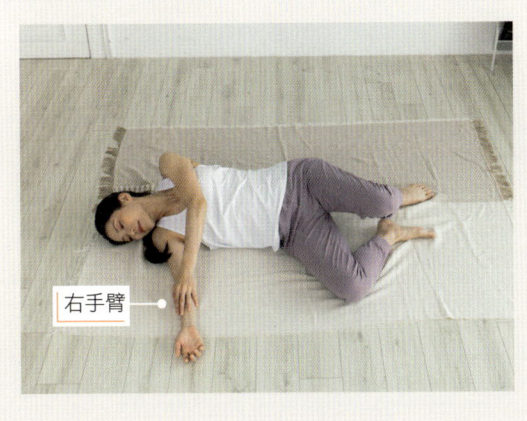

手掌

移動至右手臂。

右手臂

Lesson 6・焦慮

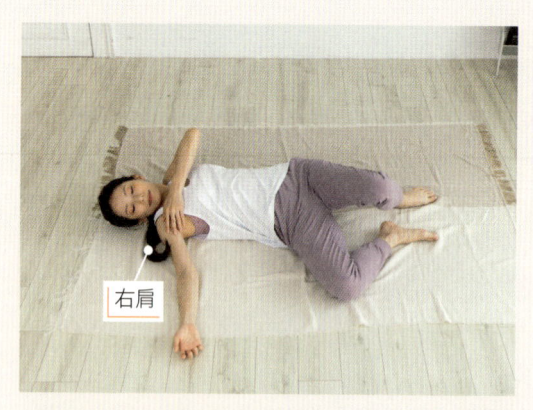

移動至右肩。

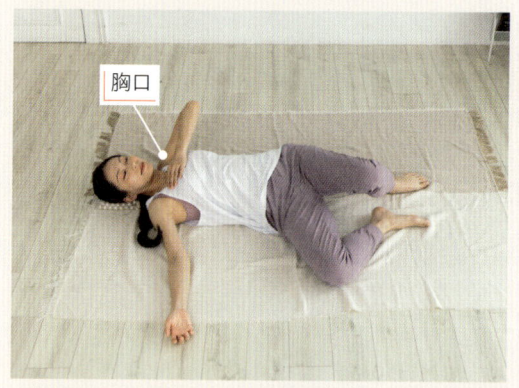

移動至胸口。

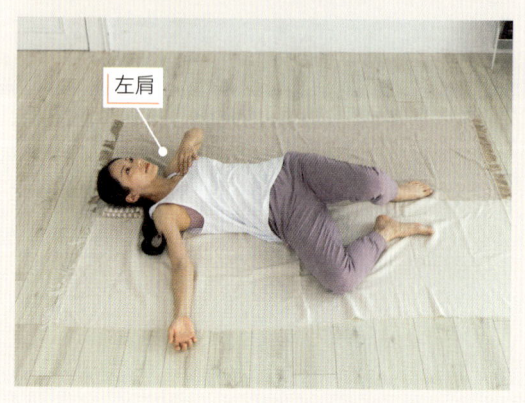

移動至左肩。

Yoga Therapy · 瑜伽療心室

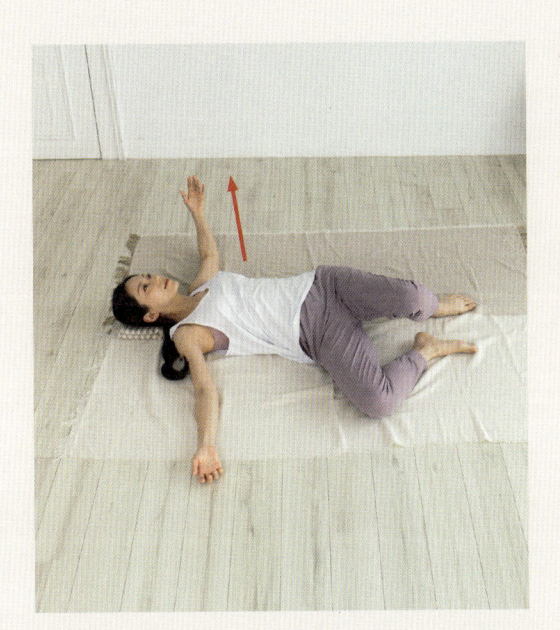

倒著移動回來。

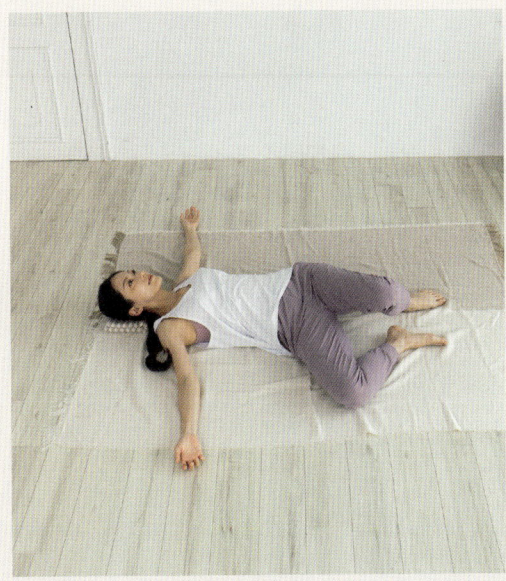

左手臂回到原來的位置。

7

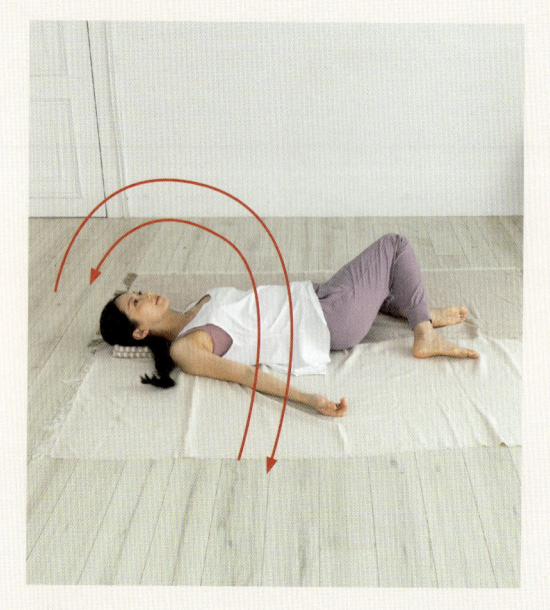

雙腿往左倒,停留在左倒。

右手手肘彎曲,右手臂開始移動,沿著右肩、胸口、左肩、左手臂、超出左手掌,繼續沿著地面,移動至斜上方、頭頂上方。

8

再從頭頂上方、斜上方、左手掌、左手臂、左肩、胸口、右肩,倒著移動回來,右手臂回到原來位置。

右左為 1 次,重複 5～8 次。

9

最後,你可以動動全身,或者躺著不動,稍作轉換。

階段 2　呼吸 | 4-7-8 呼吸

1

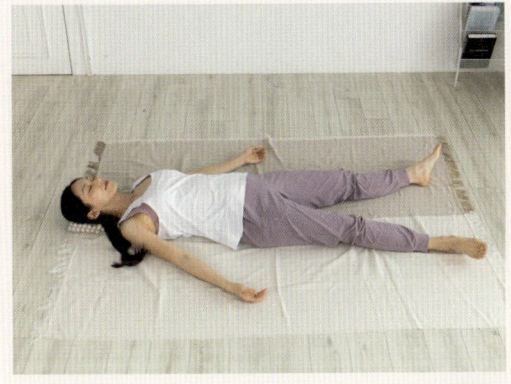

繼續躺著,眼皮放鬆,讓視線放軟或閉上雙眼,注意力集中至呼吸。

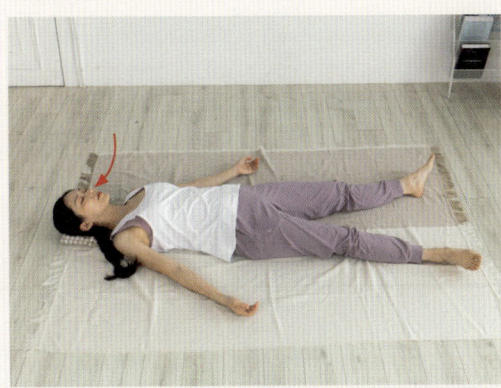

2

鼻子吸氣。

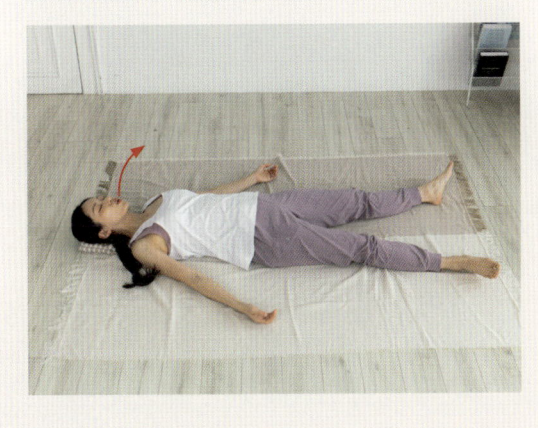

3

嘴巴吐氣,像是含著一根吸管。

吸吐為 1 次,重複 5～8 次。

4

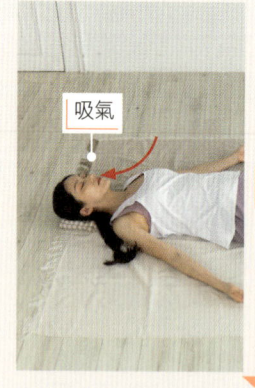

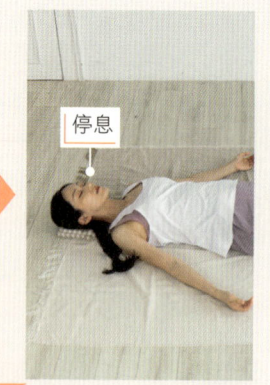

鼻子吸氣，緩緩默數 1～4。

停息，默數 1～7。

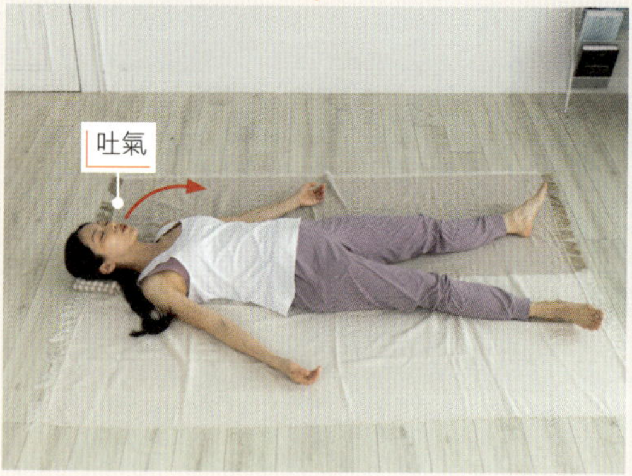

嘴巴吐氣，緩緩默數 1～8。

鼻子吸氣、停息、嘴巴吐氣為1次，重複5～8次。

Tip!
一開始可能無法吸氣、停息和吐氣太久，可先縮短長度，例如：吸氣到3、停息到4、吐氣到5，直到適應及更有掌控感後，再嘗試逐漸增加長度。

| 階段 3 | 靜觀 | 收放掃描身體

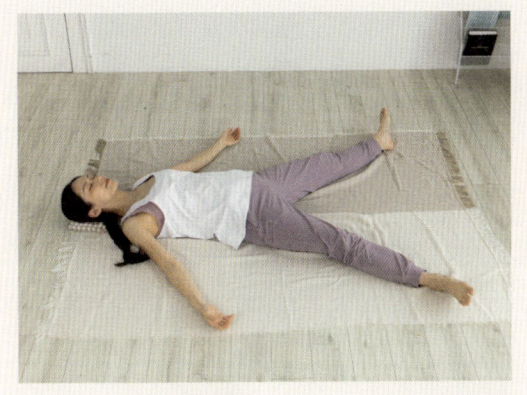

1

繼續躺著,眼皮放鬆,讓視線放軟或閉上雙眼,將整個身體攤放在地面。

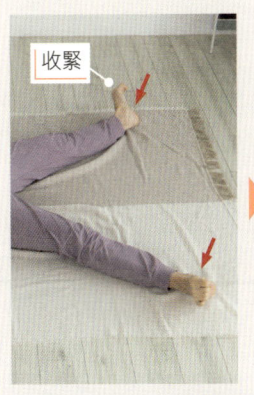

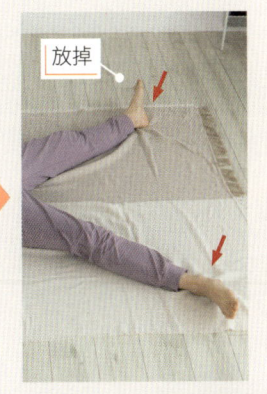

2

注意力到腳掌。

抓緊腳掌、再放掉腳掌。

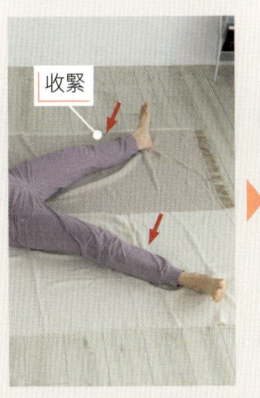

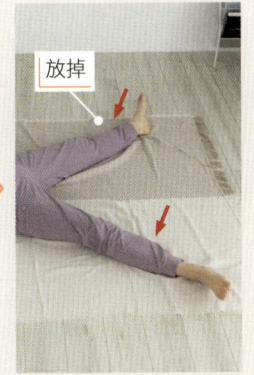

(收緊 → 放掉)

3

注意力到小腿。

收緊小腿、再放掉小腿。

(收緊 → 放掉)

Lesson 6・焦慮

4

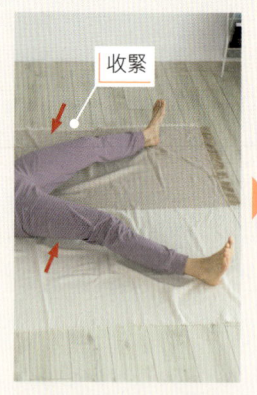

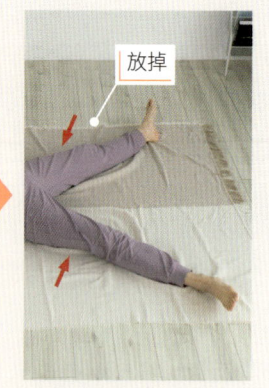

注意力到大腿。

收緊大腿、再放掉大腿。

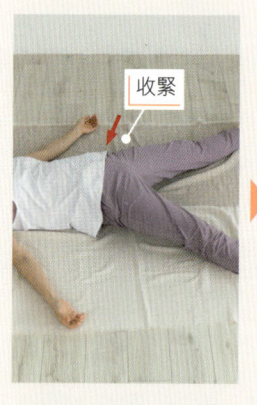

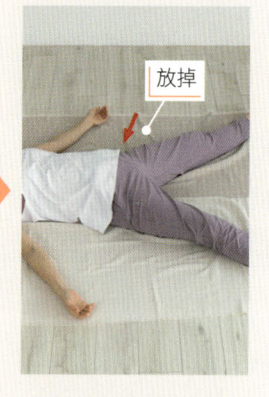

5

注意力到臀部。

收緊臀部、再放掉臀部。

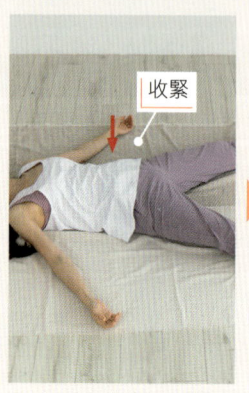

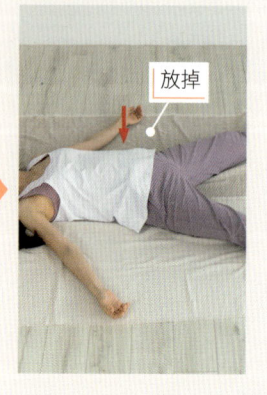

6

注意力到腹部。

收緊腹部、再放掉腹部。

Yoga Therapy ・ 瑜伽療心室

7

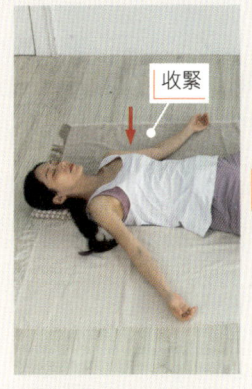

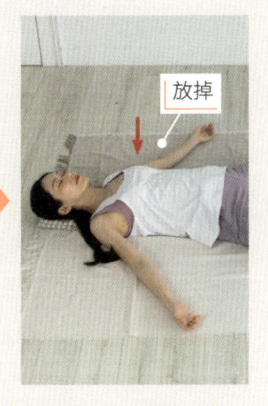

注意力到胸口。

收緊胸口、再放掉胸口。

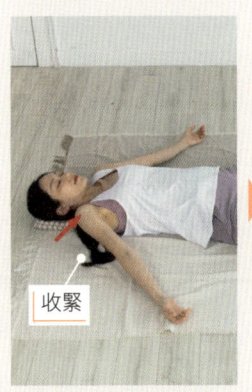

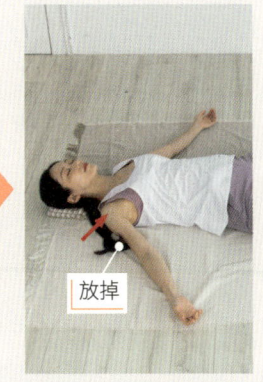

8

注意力到肩膀。

收緊肩膀、再放掉肩膀。

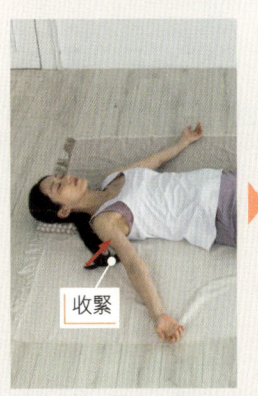

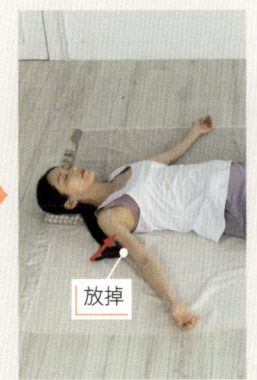

9

注意力到大手臂。

收緊大手臂、再放掉大手臂。

Lesson 6 · 焦慮

10

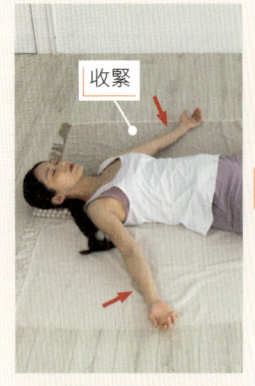

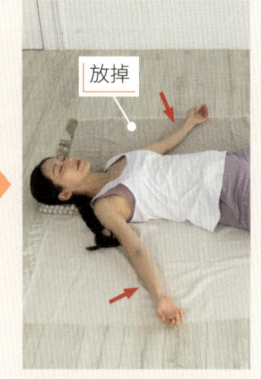

注意力到小手臂。

收緊小手臂、再放掉小手臂。

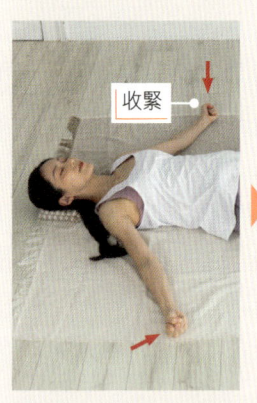

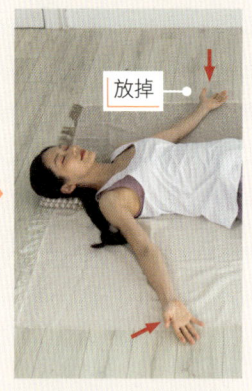

11

注意力到手掌。

抓緊手掌、再放掉手掌。

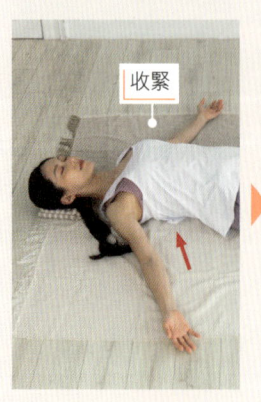

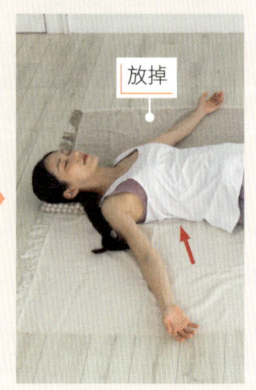

12

注意力到背部。

收緊背部、再放掉背部。

Yoga Therapy · 瑜伽療心室

13

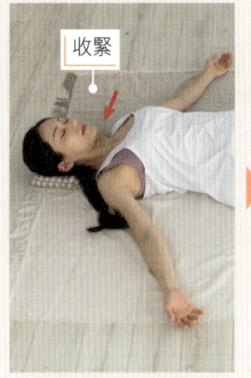

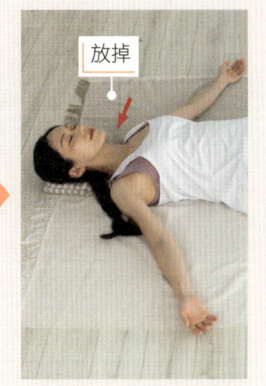

注意力到頸部。

收緊頸部、再放掉頸部。

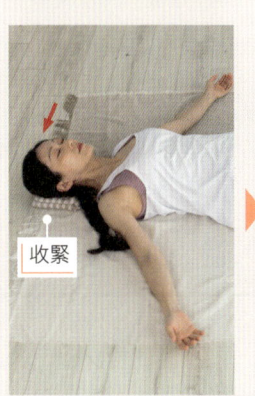

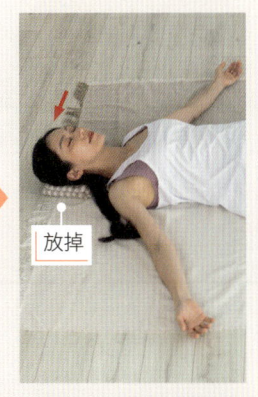

14

注意力到頭部。

收緊頭部、再放掉頭部。

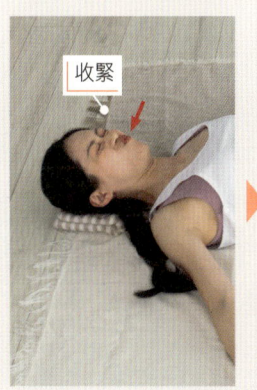

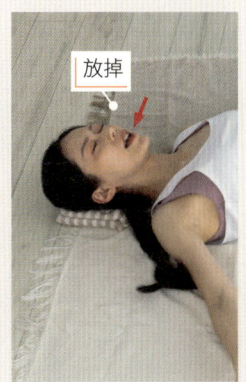

15

注意力到臉部。

收緊臉部、再放掉臉部。

16

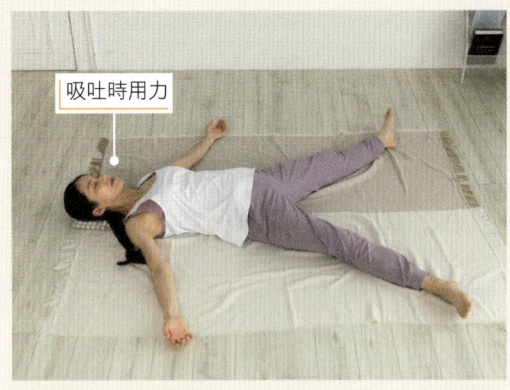

（吸吐時用力）

用力吸氣。
留意吸氣。

用力吐氣。
留意吐氣。

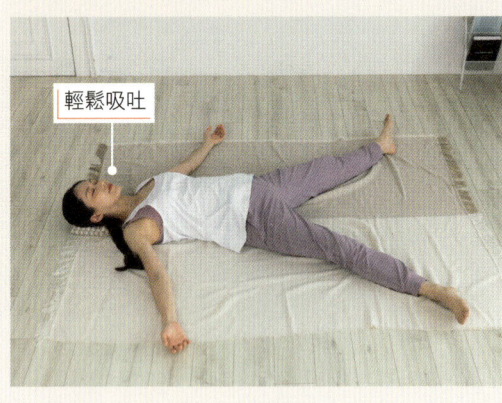

17

（輕鬆吸吐）

輕鬆吸氣。
留意吸氣。

輕鬆吐氣。
留意吐氣。

最後可以原地再待一下。

掃QRcode
跟著練習！

留意此時此地正在發生的所有現象、觀察正在發生的所有狀態、感覺正在發生的所有感覺。

覺得準備好之後，重新回到表格上。

階段 4 問問自己｜寫下真實感受

- 我現在的身體感覺 _____
  _____

- 我現在的呼吸感覺 _____
  _____

- 我現在的念頭感覺 _____
  _____

- 我現在的內心感覺 _____
  _____

- 我現在的整體感覺 _____
  _____

現在，請和一開始寫下的描述（**22 頁**）對照看看，經過**動起來、再觀察、再次寫下所有感覺**，完成這整個過程後：

- 我現在最大的發現是什麼？＿＿＿＿＿＿＿
  ＿＿＿＿＿＿＿＿＿＿＿＿＿＿＿＿＿＿＿

- 這個發現與我最近的生活有什麼關聯？＿＿＿
  ＿＿＿＿＿＿＿＿＿＿＿＿＿＿＿＿＿＿＿

請允許你再給自己多點時間，也許你現在需要上個廁所、喝一杯水或走動一下。接著，再**根據以上的發現及關聯**，好好思索接下來：

- 我想要怎麼做？＿＿＿＿＿＿＿＿＿＿＿＿
  ＿＿＿＿＿＿＿＿＿＿＿＿＿＿＿＿＿＿＿

- 我可以從哪個部分開始做？＿＿＿＿＿＿＿
  ＿＿＿＿＿＿＿＿＿＿＿＿＿＿＿＿＿＿＿

- 我要何時做？＿＿＿＿＿＿＿＿＿＿＿＿＿
  ＿＿＿＿＿＿＿＿＿＿＿＿＿＿＿＿＿＿＿

- 我的具體行動是？＿＿＿＿＿＿＿＿＿＿＿
  ＿＿＿＿＿＿＿＿＿＿＿＿＿＿＿＿＿＿＿

同時,你可能會發現自己有:

習慣著重的部分。

容易忽略的部分。

根本沒有注意過的部分。

鼓勵你註記在手機或隨身帶的小本子上,成為自己的一個提醒。如果一時半刻不知道此發現跟最近的生活有什麼關聯、不知道該從何著手,或者尚未想到該怎麼做,都沒有關係。

只要你盡可能嘗試去觀察**此時此地「我自己正在發生什麼事」**,就已經是一個改變的開始、很棒的練習。

不用執著地非得想出一個答案,只要你願意持續**留意自己、觀察自己、感覺自己**,有時候答案會突然交織在你的日常行動間。

YOGA · THERAPY

Lesson 7

憂鬱

一個人會感到憂鬱,往往是思緒飄向自己認為從前沒做好或不該發生的事,並開始進入一種無限循環的「早知道」狀態,起因常是我們過去人生經歷或情緒的匯集。請每天給自己一點鼓勵:「我已經做得很夠了!」而且不需要任何人擅自評價你。

story

憂鬱，
是過去經歷或情緒的匯集

「外在環境就是外在環境，它只是各種現象，無法提供正向或每個人心中的開心樣子，唯有自己才是選擇要開心或不開心的主導者。」
—— 瑜療師碎念

　　被精神科醫師診斷罹患憂鬱症，並接受過多種治療方式和宗教協助的立云，輾轉經過多方介紹，最後來到我的瑜伽療癒個人課程。

　　一開始，立云不太相信他能夠從瑜伽中獲得多少幫

助，幾經家人再三勸說，及追蹤我的官網文章一陣子後，他才勉強答應試試看。我記得當時在瑜伽療癒課前諮詢一項提問中，他回答：「我不知道我為什麼要來，因為介紹的人說會有幫助，就死馬當活馬醫吧！」

立云原先只想上線上課，不願意與我實際接觸，但在我的說明與建議下，不想出門的他最後接受在自家上課。第一次碰面時，我從立云的言談、表情與肢體動作間，可以感覺到他盡可能地保持禮貌，但同時也築起一面厚實的屏障，能夠感受到他防備著我。

我先邀請立云做**紮根落地（218頁）**和**胸腹呼吸（225頁）**的練習，由於他沒有任何運動習慣，光是這兩項活動便耗時約四十分鐘，他不僅感到身體疲累，過程中更是數度要求休息喝水。結束最後一組練習時，我觀察到他的面部肌肉變得和緩，整體狀態也稍微自在，我才開口問他：「你現在有觀察到什麼嗎？」

他睜著大眼、盯著天花板,過了幾分鐘後,他有些露出微笑卻又立即收起笑意。

過了一會兒,他才看著我:「我…好像…有…有…比較…嗯…怎麼說…」他的視線又回到天花板,眼珠子轉呀轉。

然後,他再度看著我說:「好像…有…比較…那個…那個…輕鬆」,語畢他噗哧一笑,但立刻收起笑聲,又回到面無表情並看回天花板。

我:「願意再多說說這個輕鬆嗎?」
他依舊看著天花板:「嗯… 我不知道該怎麼說…」
我:「試著說說看,想說什麼就說什麼。」

立云想了想,說他現在不知道,接著靜默。課程結束後,我對他說:「如果願意的話,可以繼續自主練習**紮根落地(218頁)**,如果不願意也沒有關係。」此外,我特地提醒他,如果他個人真的覺得有一丁點幫助,我

們再約下次課程時間，千萬不要因為家人朋友的期待，或想立即獲得治療效果，而勉為其難地參與自己根本不感興趣的活動。

當時我心想著，大概就這麼一堂課吧，我猜想他不會想嘗試下堂課，但我心裡希望課程中的方法和體驗，在某種程度上能為他的既定治療提供一些幫助。

果不其然，立云就此毫無音訊，期間他的家人還幾度私訊我勸他繼續上課，但都被我回絕，我始終秉持一個原則，即是**個案本人需出自意願，我們的瑜伽療癒合作關係才會啟動，才有可能一起走向復原的結果。**

約莫一個月後的某天，我收到立云的郵件，郵件中述說著他在最近一次的諮商後，莫名聯想到我們當時上課的內容，而諮商師也非常鼓勵他繼續嘗試瑜伽，因此我們開啟了第二堂的瑜伽療癒。

我沒有特別詢問立云，也確實不知道他在這個月裡

經歷了哪些事,他僅告訴我自第一次課程後,他陸續有練習**紮根落地(218頁)**,並跟著我的頻道影片做呼吸和靜觀,雖然他說不上來那是什麼樣的感覺,但他知道自己好像變得有點不一樣。

我:「變得不一樣的感覺,是指哪方面的不一樣?是指身體、精神、心情,或者其他?是指感覺變得更好?還是變得更不好?」

他:「嗯⋯該怎麼說呢?我不確定是身體還是精神⋯我只是感覺到⋯感覺好像有變得比較好的感覺。」

他停頓一會兒,看著我:「我上次去諮商時,諮商師說我是因為一直沉浸在過去許多事和悲傷中,才會憂鬱。可是我每次跟著妳的影片練習時,我會感到憂鬱、悲傷的感覺好像都消失了。諮商師說,那是因為我專心在做當下的事情,所以他鼓勵我繼續上瑜伽課,我不知道『當下專心』是什麼,也不知怎麼做,所以才再來麻煩妳教我。」

我：「你現在有什麼感覺？在你跟我敘述這段話之後？」

他明顯地露出微笑說：「嗯⋯很輕鬆啊。」

當下的我也和立云一樣，感覺輕鬆。就像是我和他共乘一台協力車，第一次課程因為他的半推半就，我們沒有踩在同個節奏上，這次因為他的自願練習外加諮商師鼓勵，我們終於一起踩在療癒的道路上。後來我們平均每週進行一次課程，持續約莫三個月後，在某次課程中立云透露他突然失去母親的傷痛。

他總懊悔著沒有在第一時間趕到現場、沒有見到母親最後一面、沒有與母親說上最後一句話；他總是希望時間能重來，他一定會這麼做、那麼做；他總想著如果他能更勇敢表達心中不滿，而不是照單全收並一味責怪自己，也許就不會得憂鬱症，更不會因此失去眾人羨慕的工作。

我：「但要不是有這些事情發生，你也不會經歷這麼多、學習這麼多，對吧？」

他苦笑：「老師啊，可是妳知道這有多痛苦嗎？」

我：「我知道很痛苦，我不是你本人，所以我確實無法完全體驗到你的痛苦。但**改變的過程本身就是辛苦**，你可以想想，假設沒有這些事情發生，你覺得你現在會是什麼模樣？或處在怎樣的情境呢？」

立云：「嗯…應該還是會什麼事情都壓著不說，然後自己處理吧…然後會一直很不開心…看到什麼事、什麼人都不順眼…我真的是看什麼都不順眼…」他突然停頓下來，盯著天花板許久。

他接著說：「其實…我很久以前就知道自己不開心了…只是我都會告訴自己就算不開心，在外面也要表現很開心…妳知道嗎？從我媽媽離開到喪禮結束，我沒有流過一滴淚…」，立云突然停頓下來。許久後，他開始哽咽、眼眶泛紅，同時又試圖壓抑這些現象。

我：「你觀察到自己正在發生什麼事嗎？」

他：「天哪⋯我不該這樣⋯」他的淚水瞬間傾瀉而下，儘管他還是想抑制。

我：「試試看不嘗試憋住，讓身體的反應自然呈現。」

我靜靜地陪著立云從流淚、大哭、啜泣到稍微平緩。

我：「現在有觀察到自己正在發生什麼事嗎？」

他大吸口氣、大吐口氣：「老師⋯我以前在公司的時候人緣超差，我是那個被排擠的人⋯在我們家也是⋯我們家比較複雜，為了不被大家討厭，我乾脆什麼都不說，什麼事都撿來做，然後搞得好累好累，然後常常覺得不爽，覺得我同事他們都不負責任、工作能力很差，我的家人也都在擺爛、不當一回事，沒有一個人像我一樣有責任心。」

我：「現在回顧後，有什麼發現嗎？」

他邊擤鼻涕邊看著天花板許久，然後說：「嗯⋯好像都是我自己以為⋯」接著再度陷入沉思。

突然他眼睛一亮，看著我說：「我好像有點懂了，諮商師說我是『一個一直在想過去許多事的人』！我就是一直想搞清楚為什麼我當時不這麼做？為什麼那個人要說那句話？為什麼大家都是用這種態度對我？我就是想弄懂一切，反而陷在那裡面，自己變得更混亂。」

我：「很棒的發現！針對這個發現，你有沒有想要怎麼做？」

他：「嗯…我一直希望自己能走出失去母親的傷痛，我以為我有，但其實我沒有，因為我會一直一直想這件事。我目前還沒想好怎麼做，但是我會繼續去諮商，不會像之前一樣愛去不去，我也會一直上瑜伽療癒課程，因為我真的覺得有被幫助到。」

後來我和立云一起合作一年多，他服用的憂鬱藥物在醫師的評估下持續減量；諮商師也請他從每週一次的諮商改為兩週一次即可；而瑜伽療癒課程，他也主動要求兩週一次，另一週他想要試試團體瑜伽課程，重拾跟

人群在一起的感覺。

在各方面的專業治療與輔助下，某天立云告訴我，他終於要實踐到英國遊學的心願，多年前因礙於當時工作環境、母親的不穩定病情及家人各種意見，加上認為自己資格不足等諸多因素，最後只好放棄這個心願。在這將近一年半的憂鬱症治療，加上後來的所有練習，他發現這個心願從來沒有消逝過。

由於每次課後我都會問他：<u>「你想怎麼做？」</u>、<u>「如何做？」</u>他發現心中這個「想去英國遊學」的聲音越來越大聲，加上又想起我總說：**<u>「實踐才是最重要的！只說不做，那也只是說說而已。」</u>**於是他決定真的試試看，就像當初他雖半信半疑，後來還是試了瑜伽療癒，才能擁有今天的成果。

再過半年，我收到立云的郵件，信件一開頭便寫道：「我真的很努力在和我的憂鬱抗戰！」他告訴我，目前在英國生活的種種與人際關係各方面，都比之前更能夠

隨時觀察到身處的現象和感覺,且也能夠持續運用上課練習過的方式因應狀況,雖偶爾仍會措手不及,但至少比起從前,能做到不再輕易陷入情緒中,或被他人的反應影響。

透過立云的文字,我可以感受到他是多麼努力和認真地想讓自己變得更好。

我回覆他:「我相信你一直在進步、在變好!」

他又回信說:「好的,既然妳這麼相信我,那我要更相信自己了!」文字後頭還附上一個大笑加愛心的表情符號。

瑜療師
和你聊聊

把目光拉回當下，
憂鬱便會慢慢淡化

我經常被問及是否有感到負面或憂鬱的時候，因為大部分有追蹤我文章、影片或參與課程的人，總覺得我整個人充滿正能量。我認真地想過這個問題，但發現我已經很久沒有去注意過正負面這件事，然而，關於憂鬱，絕對是有的，而且好似滿常出現的。

由於自己能清楚地觀察到憂鬱來源，我也就與憂鬱相處甚好，因為它本來就存在於我們生活中的每一天，只是端看自己要怎麼看待或解讀它。

當我感到憂鬱時,往往都是思緒飄向一些我認為從前沒做好或不該發生的事,並開始進入一種無限循環的「早知道」狀態。比如,「早知道我當時這麼做,這件事情就不會發生…」、「早知道我不說這句話,這個人就不會離開我…」、「早知道我應該要拒絕,就不用背那些黑鍋…」越多的「早知道」從我腦海裡蹦出,越多的憂傷和懊悔也就跟著浮現。

不過,當我開始留意到自己完全被已發生、已成事實的過去事淹沒時,我便會提醒自己:**「那麼當下在這裡的我,實際上可以做些什麼呢?」**於是,我的憂傷感便隨著這個提醒而逐漸消失,我的焦點再度回到現在手邊正在進行的事情上。

我與許多容易感到不開心或憂鬱的人對談過,我發現大家除了習慣檢討與懺悔於已發生的事情外,還有個共通點是:他們對於「開心」和「正向」這兩個詞有種理想,認為人本來就應該要開心和正向,以及開心和正向應該

是某個樣子。為了達到開心和正向的目標及模樣,而規定自己:「我應該要做這個,才能保持開心和正向!」、「我不應該做那個,否則就會不開心跟變負面!」等限制或否定的方式來進行,還有可能因為一時沒有做到這些自我規定,而感到難過或自責。

與其糾結於「要如何讓自己感到開心」或「要如何讓不開心的自己變得開心」,我後來都會**以「知足」為出發點做練習,並從生活小事做起。**比如說,我每天早上一起床都會先問自己:「今天我想要完成哪些事?」要是今天我都有做到,我會在心中為自己掌聲鼓勵,並稱讚自己:「我很棒!」要是有幾項事情沒完成,除了大概審視未能完成的原因,同時我也會告訴自己:「沒關係啊,明天再做囉。」

先從「關照自己的基本生活」開始練習,當日復一日的實行著,知足就會一點一滴住進自己的內在裡,接著自動回應在其他事物上。比如,我有時覺得該堂課的

教學很不順暢,除了觀察自身狀態,也會自我檢視有哪些教學內容已完整傳達,而有哪些部分是我遺漏或表達含糊的,我不會只以一句「我這堂課教得真是不好」草率做結論,然後讓自己繼續沉浸在不順暢的感覺裡,甚至最後用「今天真是糟糕的一天!」來當成整天的結尾。

當憂鬱感出現的生活練習

1. 先看看是有什麼樣的想法或解讀,才讓自己有這種感覺?
2. 問問自己:「我現在可以做點什麼,讓自己感覺好一些?」
3. 也許有時候什麼都先不做,僅是與之同在、感受它的存在。
4. 如果覺得卡住、似乎過不去,不妨試著找一個能夠安靜傾聽且不過份給予個人意見的對象述說。
5. 若是覺得已嚴重影響到精神和生活品質,務必尋求身心相關的專業人員做評估與治療,以有依據和步驟的方式面對憂鬱。

四階段
緩解憂鬱練習 Me Time

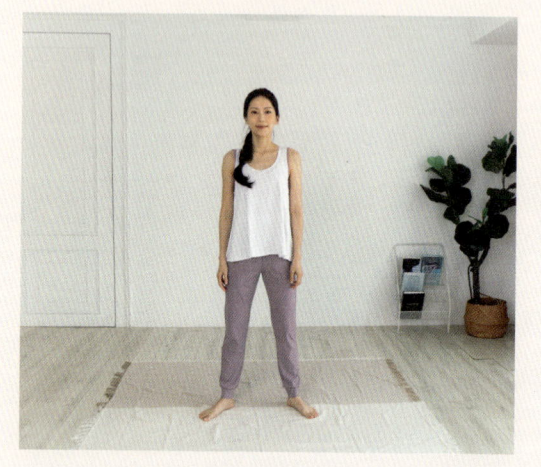

階段 1 | **動作** | 紮根落地

1

雙腿打開比臀部寬，膝蓋和腳趾朝向斜前方，如果空間允許，建議赤腳踩地。

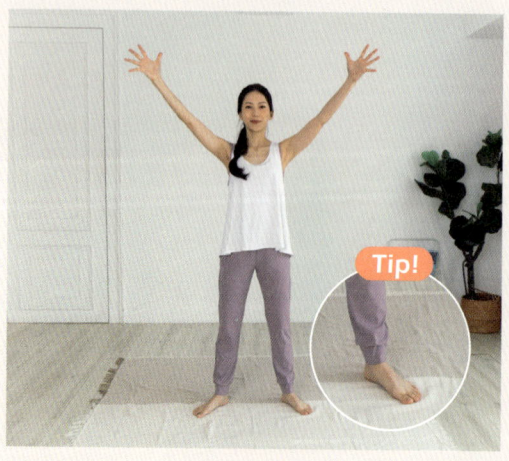

2

雙手臂打開，伸向兩側斜上方，呈現V形。掌心張開、十根手指延伸。

Tip!

雙腳掌踩滿在地面上，讓腳趾、腳底、腳跟盡可能都壓入地面。

Yoga Therapy · 瑜伽療心室

3

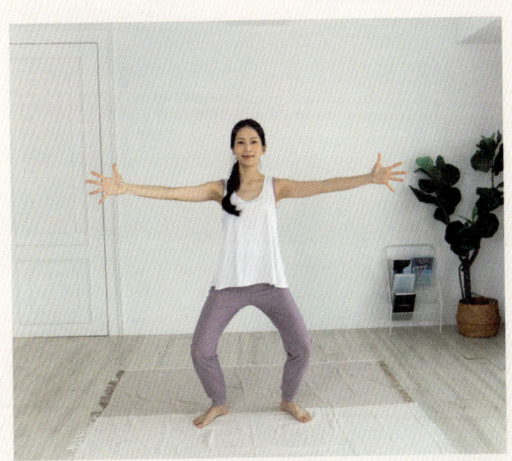

雙膝彎曲時,讓雙手臂左右分開,推向兩旁。

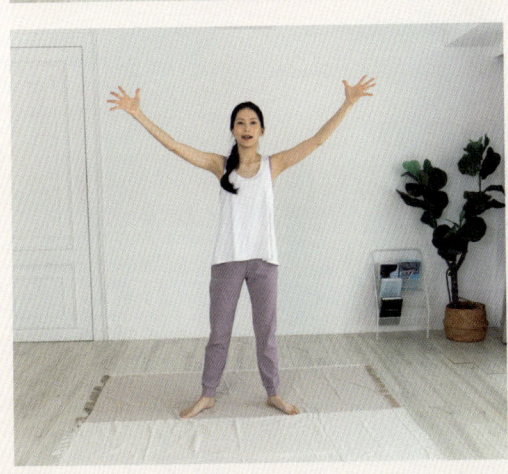

4

雙膝伸直時,雙手臂推回斜上方。

膝彎時,雙手臂分開;膝伸時,雙手臂向上為1次,重複5～8次。

5

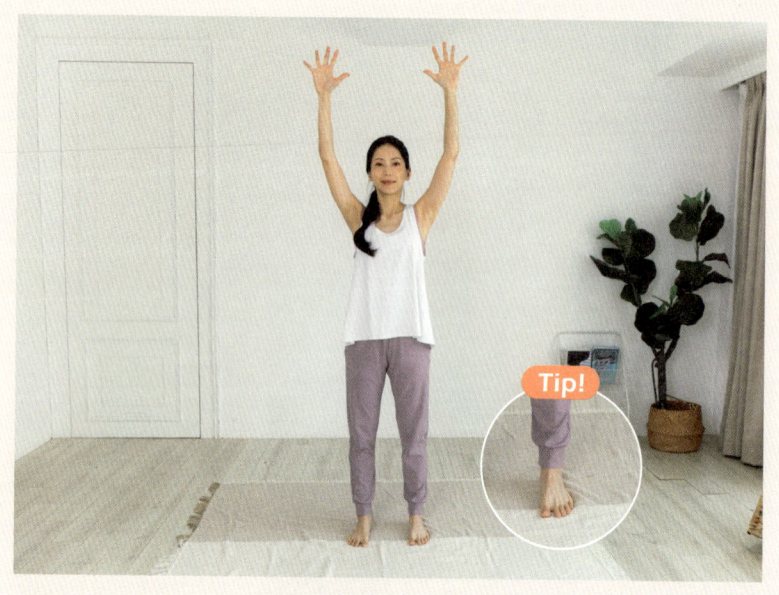

雙腿打開，與臀部差不多寬，膝蓋和腳趾朝向正前方，雙手臂伸向頭頂上方，以自己能伸的高度為主，不一定要垂直 180 度。掌心張開、十根手指延伸。

> **Tip!**
> 雙腳掌踩滿在地面上，腳趾、腳底、腳跟盡可能都壓入地面。

6

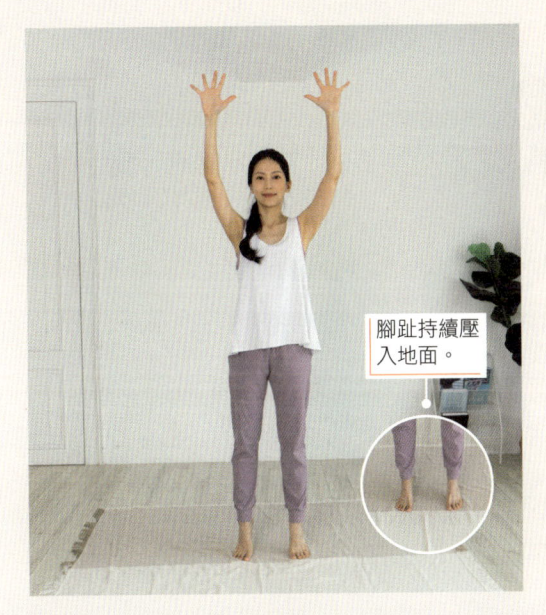

雙腳墊起時,手臂保持在頭頂上方,盡可能保持十根腳趾持續壓入地面。

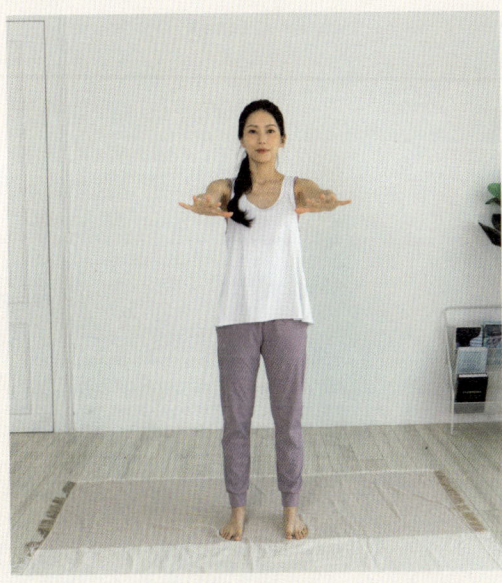

腳趾持續壓入地面。

7

雙腳落地時,雙手臂從頭頂降至臉部前方。

腳墊起時,雙手臂往上;腳落下時,雙手臂降下為1次,重複5～8次。

8

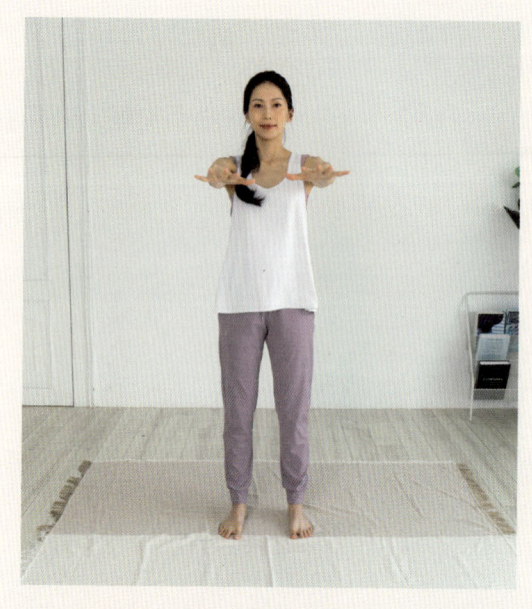

雙腿保持與臀部差不多寬,雙手臂也保持在臉部前方。

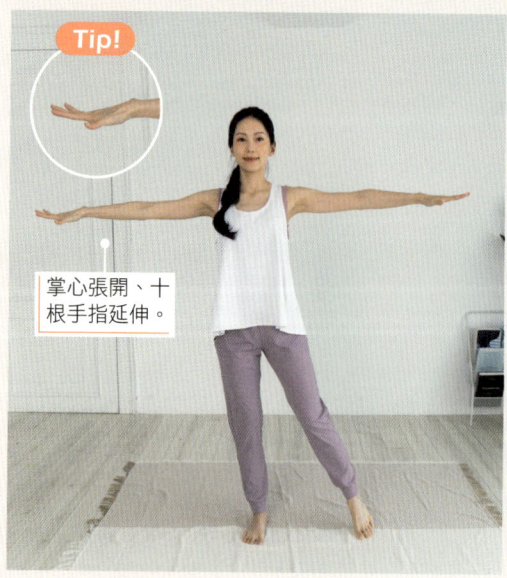

9

雙手臂向左右打開時,重心往右腿移動,左腳抬離地、停留、數到 10。

Tip!
掌心張開、十根手指延伸。

Tip!
掌心張開、十根手指延伸。盡可能保持整個腳掌持續壓入地面。以右腿站穩為原則,左腿不一定要完全抬離地,也可以輕點在地。

Yoga Therapy · 瑜伽療心室

10

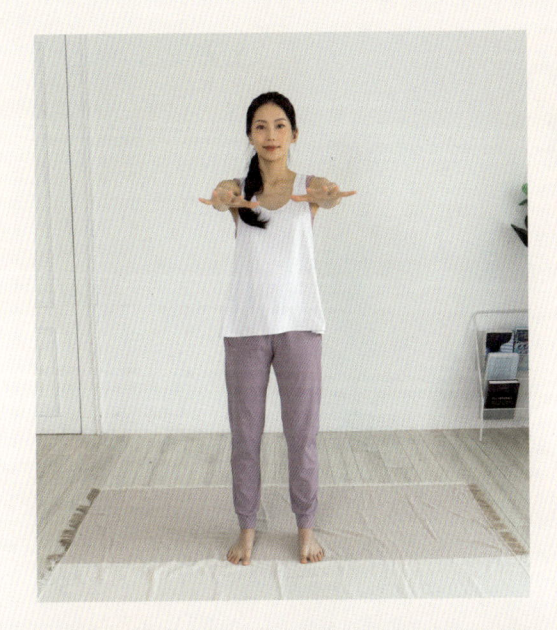

重心回到雙腿時,雙手臂往中間回到臉部前方。

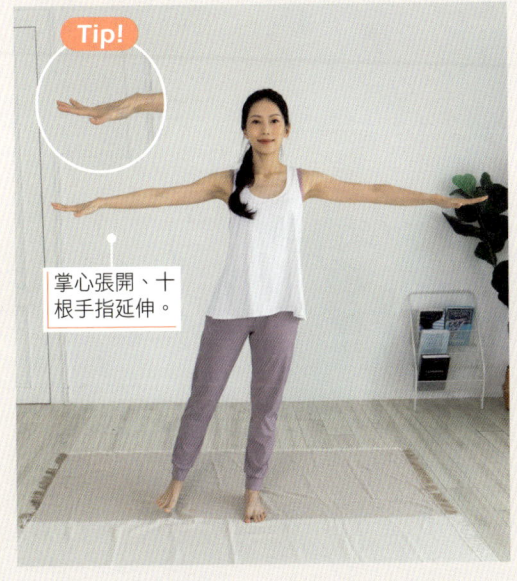

11

雙手臂向左右打開時,重心往左腿移動,右腳抬離地、停留、數到10。

Tip!
掌心張開、十根手指延伸。

Tip!
掌心張開、十根手指延伸,盡可能保持整個腳掌持續壓入地面。以左腿站穩為原則,右腿不一定要完全抬離地,也可以輕點在地。

Lesson 7 · 憂鬱

12

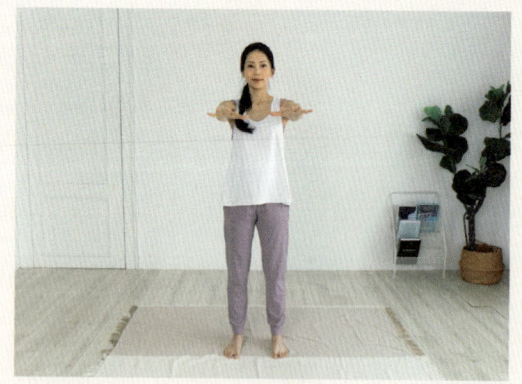

重心回到雙腿時,雙手臂往中間回到臉部前方。

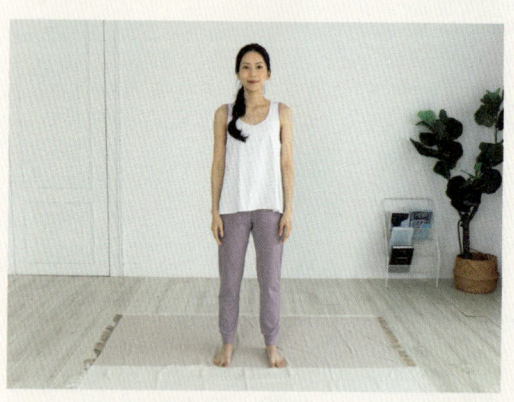

13

雙手臂回到身側自然垂掛,站著,稍停一會兒。

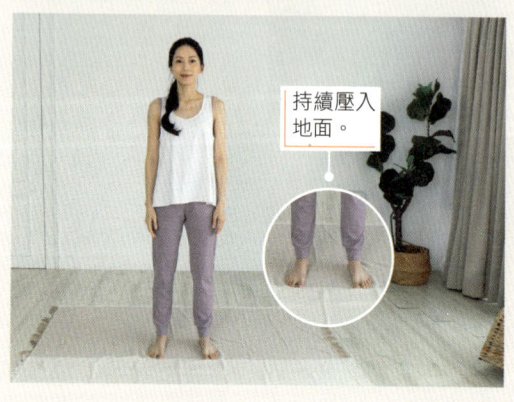

14

持續壓入地面。

雙腳趾、腳底、腳跟持續壓入地面。

動作至少持續 1 分鐘後,你可以動動全身,稍作轉換。

Yoga Therapy · 瑜伽療心室

階段 2 ｜ 呼吸 ｜ 胸腹呼吸

1

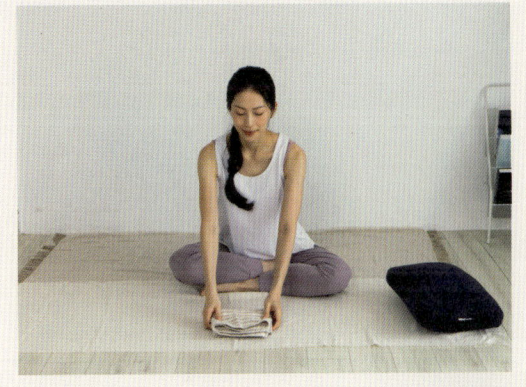

準備兩本有點厚度的書。也可使用有點重量的小抱枕或瑜伽磚。

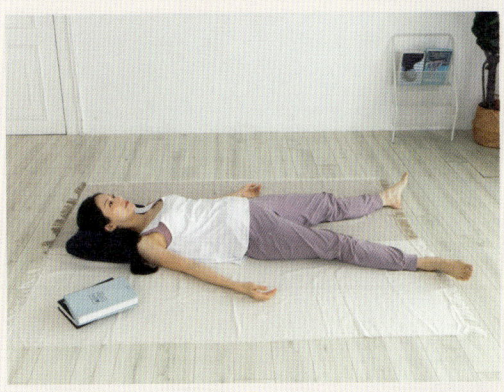

2

接著在地板上鋪一條毯子、地墊或瑜伽墊躺下來。若有需要，可用一個薄枕頭或毛巾墊在後腦勺，使後腦勺可以平整放在地面。

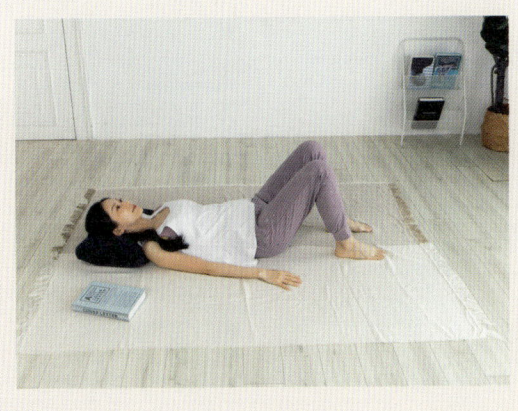

3

雙腿彎曲踩地，腳掌均衡黏貼地面。

4

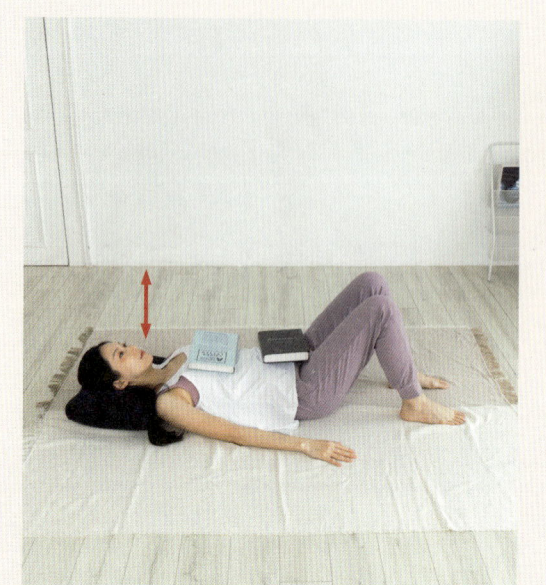

將一本書放置在胸口,另本放置在腹部上後,手掌也均衡黏貼在地面。

注意力集中至呼吸,鼻子吸氣、吐氣。

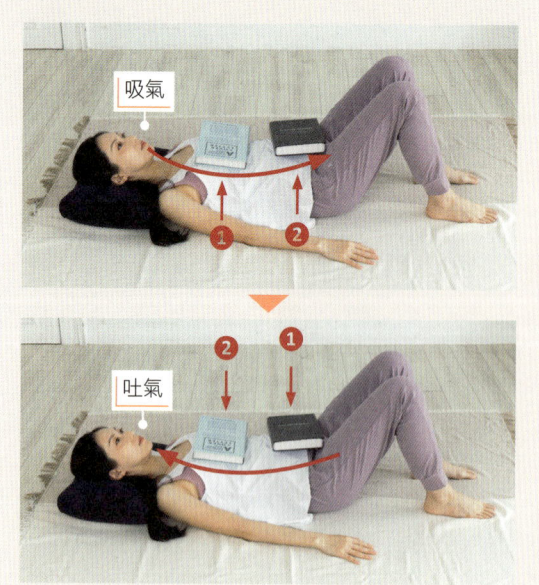

吸吐為 1 次,重複 5～8 次。

5

鼻子吸氣,讓氣體經過胸口、腹部,將書緩緩向上推;鼻子吐氣,讓氣體經過腹部、胸口,使書慢慢向下降。

吸吐為 1 次,重複 5～8 次。將書本拿開,你可以動動全身,或者躺著不動,稍作轉換。

Yoga Therapy · 瑜伽療心室

| 階段 3 | **靜觀** | 回歸當下

1

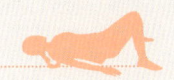

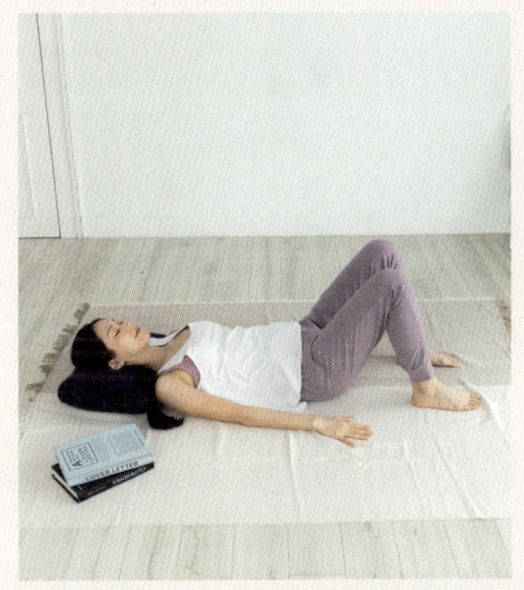

繼續躺著，雙腿自然彎曲、腳掌踩地，雙手臂放在身側、掌心摸地面。

眼皮放鬆，讓視線放軟或閉上雙眼。

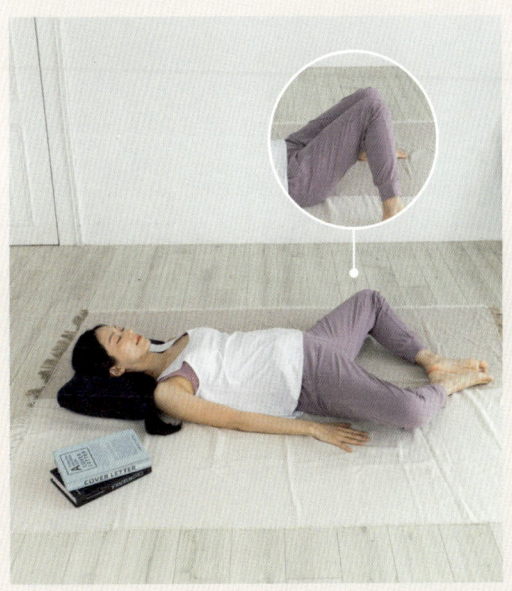

或選擇膝蓋往外分開，或向內靠攏。

Lesson 7・憂鬱

2

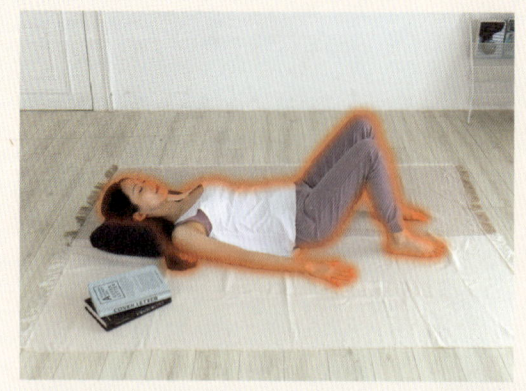

留意整個身體,包括整個外在軀殼、全身部位、整個軀殼內在、內臟、骨頭、肌肉、血管。

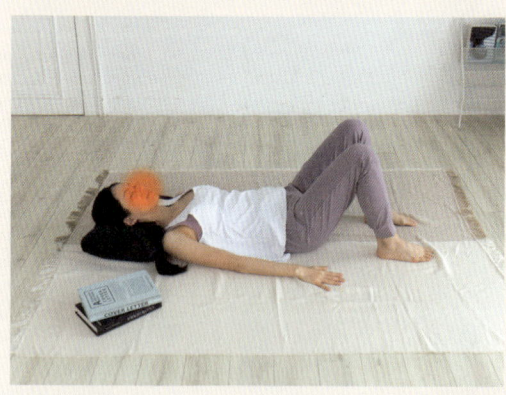

3

留意整個呼吸,包括整體氣息、空氣、吸氣、吐氣。

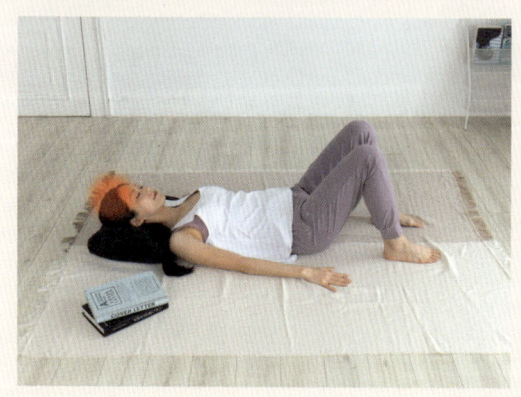

4

留意整顆大腦,包括所有念頭、想法、思緒。

Yoga Therapy · 瑜伽療心室

5

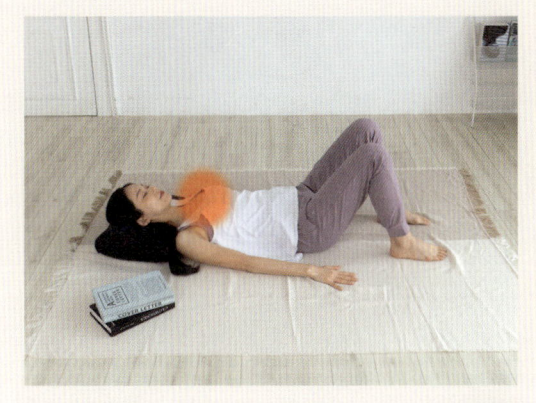

留意整個內在,包括各種心情、感覺、感受、情緒。

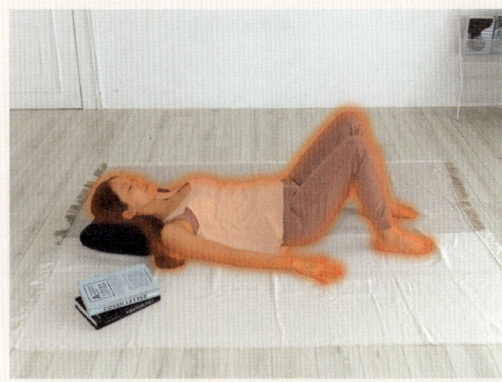

6

留意整個人、整個狀態、外到內、內到外、大腦到心、心到大腦、整個人。

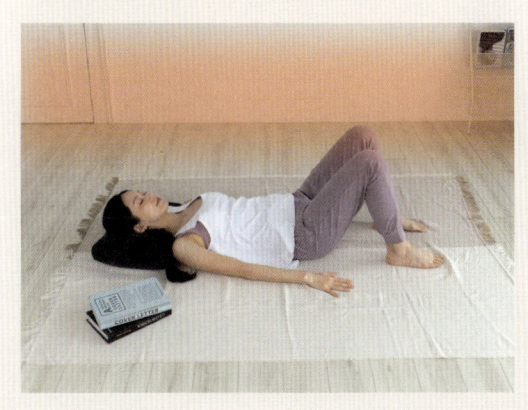

7

留意著此時、這個時候、這個現在、這個當下。

8

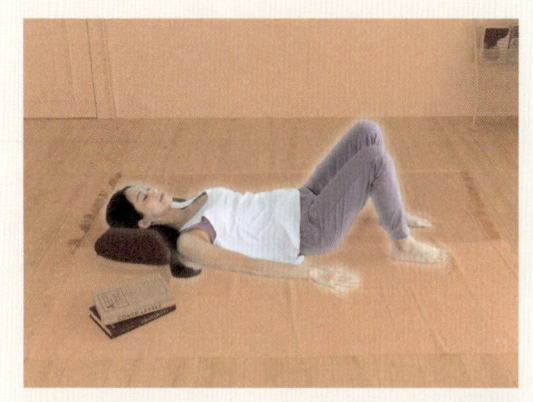

留意著此地、這個地方、這個現在、這個當下。

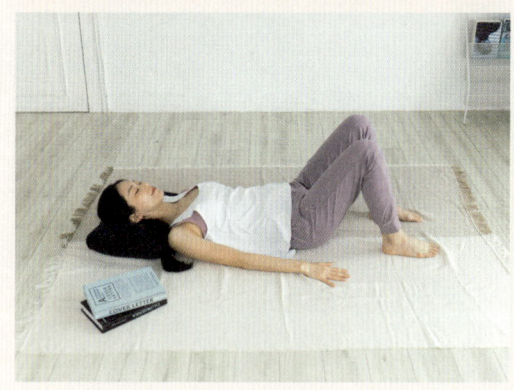

9

我整個人在這裡、現在在這裡、此時此地、現在在這裡。

最後,請讓自己待一會兒。

掃 QRcode
跟著練習!

留意此時此地正在發生的所有現象、觀察正在發生的所有狀態、感覺正在發生的所有感覺。

覺得準備好之後,重新回到表格上。

Yoga Therapy · 瑜伽療心室

階段 4 　**問問自己** | **寫下真實感受**

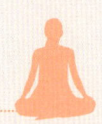

- 我現在的身體感覺 _____
  _____

- 我現在的呼吸感覺 _____
  _____

- 我現在的念頭感覺 _____
  _____

- 我現在的內心感覺 _____
  _____

- 我現在的整體感覺 _____
  _____

現在,請和一開始寫下的描述(**22 頁**)對照看看,經過**動起來、再觀察、再次寫下所有感覺**,完成這整個過程後:

- 我現在最大的發現是什麼？ _____
  _____

- 這個發現與我最近的生活有什麼關聯？ _____
  _____

　請允許你再給自己多點時間，也許你現在需要上個廁所、喝一杯水或走動一下。接著，再**根據以上的發現及關聯**，好好思索接下來：

- 我想要怎麼做？ _____
  _____

- 我可以從哪個部分開始做？ _____
  _____

- 我要何時做？ _____
  _____

- 我的具體行動是？ _____
  _____

同時,你可能會發現自己有:

習慣著重的部分。

容易忽略的部分。

根本沒有注意過的部分。

鼓勵你註記在手機或隨身帶的小本子上,成為自己的一個提醒。如果一時半刻不知道此發現跟最近的生活有什麼關聯、不知道該從何著手,或者尚未想到該怎麼做,都沒有關係。

只要你盡可能嘗試去觀察**此時此地「我自己正在發生什麼事」**,就已經是一個改變的開始、很棒的練習。

不用執著地非得想出一個答案,只要你願意持續**留意自己、觀察自己、感覺自己**,有時候答案會突然交織在你的日常行動間。

YOGA · THERAPY

Lesson 8

在練習與生活中，
重整自己

日常生活中的觀察練習比瑜伽墊上的觀察更重要！本章將分享「完整身心練習 8 步驟」、四個「一」的身心練習，透過指引逐步重新培養自我觀察力、照護力，你將會發現，愛自己才是世界上最有價的投資。

完整身心練習 8 步驟：
先停再動

　　如果你已嘗試跟著書中任何一個主題練習，你可能會發現所謂的練習，是「從外到內、從實作到反思的過程」，我稱這樣的練習才算是完整練習，不偏重身亦不偏重心，而是著重在整合，基於個人的原有經驗，再加上新的體驗，重新組合成新的概念，並能適用於個人現狀。

　　暫停→慢下來→身體、呼吸活動和靜觀→留意→觀察→感覺→寫下→生活中繼續練習。

步驟 1：暫停

　　就像是你一直往一條路走著，卻發現越走越不對勁，若想重新定位、確認路線和找新的路徑，肯定得先停下腳步。因此，無論你是想要調整自己或改變現狀，第一步絕對是要先「暫停」，**停止你現在正在進行的事、正在走的步伐，好好喘一口氣，甚至癱軟一會兒，才有機會開始著手改變。**

步驟 2：慢下來

　　暫停後並不表示又要立刻開始，欲速則不達，這時候反而更需要慢下來，慢慢地看看、聽聽、感覺現在的你，**誠心地問自己：「我現在正在發生什麼事？」、「我現在最需要的是什麼？」**

步驟 3：身體、呼吸活動和靜觀

　　練習身體外在：身體、呼吸活動和身體內在：靜觀，就像是重新面對自己，透過這些方法重新啟動自己的生

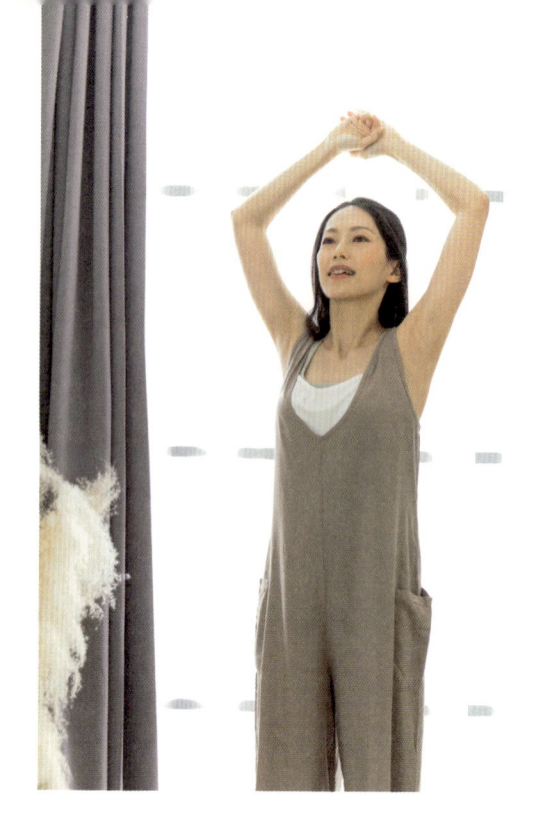

理和心理功能。其實，**你的身體擁有許多答案！**

　　只是，一直讓注意力向外的你，從來沒有想過要先看看、聽聽和感覺自己的身體。比如說，明明身體告訴你他很餓，可是你卻選擇先忍住飢餓，想將手邊工作結束；身體幾次對你抗議他很不舒服，可是你卻選擇先隱忍不適，仍以他人他事為重。

Yoga Therapy · 瑜伽療心室

步驟 4：留意

當你將注意力回到身體上，你的身體肯定會隨著這些動靜練習開始出現各種反應，而某些反應有可能會讓你感到不舒服或不喜歡。

鼓勵你先別急著反抗或逃走，**只需要留意這些反應**，也別急著去想原因或解決辦法，只需要學習接收它們，這些反應就如同他人給予你的回饋般，它正在提供許多訊息，你只需蒐集資料，這些資料都可能成為你調整自己和改變自己的資源之一。

步驟 5：觀察

觀察是調整和改變的轉捩點！如果連自己都不清楚到底發生什麼事，要從何著手調整和改變呢？更遑論要做出最適當的選擇！觀察不僅是用眼睛去觀看，還包括用耳朵聽、鼻子聞、嘴巴嚐及皮膚感觸，透過我們與生俱來的五官和五感，有意識地去探究和分辨，進而引發你的思考和洞悉，以做出更吻合當下情境的回應，讓你

更能掌控自己的需要。

步驟 6：感覺

　　如果說觀察是調整和改變的轉捩點，那麼**感覺就是調整和改變的關鍵點，想做出調整和改變就必須先學習去感覺**！

　　一個人若失去感覺，就無法存活在這個世界上。試想看看，如果你的皮膚對溫度沒有感覺，那麼你就無法因應氣溫變化增減衣物，可能會因此中暑或失溫而亡；如果你今天沒有感覺，可能就無法行動，因為你偵測不到牆壁位置或地面高低，而導致一直撞牆和跌倒。

　　我們之所以能自由的活動在整個環境裡，是因為身體內如網路線的神經元（Neuron），將主機大腦與全身各部位連接起來，形成一個龐大的網絡人體神經系統，透過網路線神經元的輸入、輸出與聯繫功能，使得人的內部身體資訊能持續與外部環境資訊交流，好讓主機大腦計算出最合適的數據，以協助我們順利做出動作和反應。

然而，科技時代步調快速，正逐漸剝奪人的神經網路多元傳輸能力。現代人大多僅用「單一感覺取代一切」，像是認為哪裡痛就等於哪裡有問題，不願多花心力探索細節，時間久了，許多神經元無法持續被活化，因此變得薄弱，甚至退化，就像腳受傷的人若過度依賴輪椅，腿部肌肉會迅速退化，最後可能連站立都無法達成；我們因過度倚賴打字和語音訊息，手部漸漸無法長時間握筆，逐漸忘記某些字要怎麼寫。

步驟 7：寫下

「用手親筆寫下」一直是我從事瑜伽療癒教學以來鼓勵大家盡可能做的事。你是否也有過很多靈感突然閃過，但因為沒有立刻筆記，事後也很難想起的經驗？

寫下除了是做記錄，更有利於幫助自己完善地整合訊息，書寫同時也是另種靜觀形式，當你在書寫時，需要回想內容、描述細節，某種程度上還要思考字體筆畫，**這時候的你會主動進入專心、回到當下的狀態。**

步驟 8：在生活中繼續練習

自從我教授瑜伽療癒以來，無論是個案、團體課程或師資培訓，最常感到惋惜的一件事，即是練習者無法徹底將所學應用至日常生活，這也是為何我不斷強調自主練習的重要性。

唯有將瑜伽墊上的練習持續應用於個人生活中，無論是身體使用、呼吸調息、覺察運用及哲學領悟，最後都需要自然地融入生活，**成為個人生活中的陪伴工具，甚至是自救方法，最終蛻變為個人的生命智慧。**

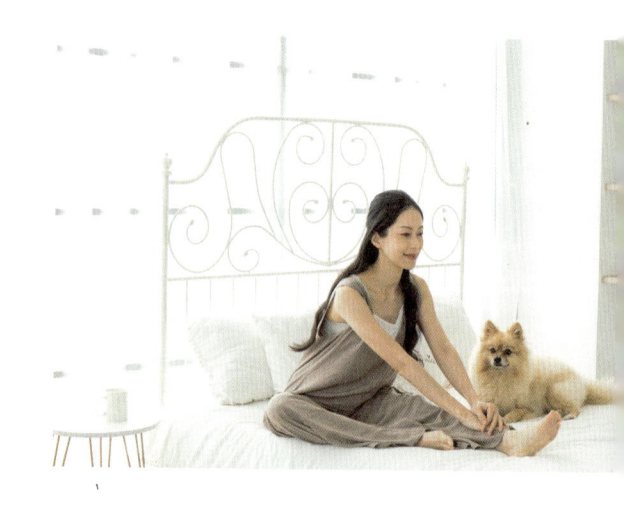

四個「一」
身心練習

如果你已嘗試跟著書中任何一主題的指引練習,你可能會疑惑:「怎麼做才對我的身心最有效?」不僅是你,在我帶領過的學員或個案裡,超過百分之九十的人都有個共同問題:「什麼樣的練習才最有效益?」大多數人認為練習方法主宰著成效,我十分認同這樣的想法,畢竟若是使用了一個不適合自己當前狀況的方法,有可能導致不良結果,然而另個影響成效的關鍵,我認為是:

　一個人　　一件事　　一點點　　一顆心

一個人

我能理解很多人喜歡結伴一起進行某件事，這是很好的社交行為，絕對有助於身心健康，但倘若用在自我身心練習裡，除非你與夥伴能在同一空間各自專注練習，否則可能會受到彼此打擾而難以達到真實的身心觀察。

當一個人獨處不受任何外界干擾時，你的所有感官才會認真打開，這時才能更清明地觀察到自己的身心正在發生什麼事。

一件事

我發現，所有帶領過的學員或個案都很習慣一次做很多事，我明白大家早已在這個大環境裡被訓練出一種三頭六臂的技能，一心多用根本不是難事。

然而，回歸到自我的身心練習，我非常鼓勵你在**一個時間裡，一次只做一件事、一次只做一項練習**，雖然一開始你可能會感到「真是浪費時間，我明明可以同時

間做很多事呀」，但不妨試試看已經習慣於一次處理多種複雜訊息的你，現在很單純地只做一件事，看看你的身心正在發生什麼事？

一點點

其實跟上一點的**一件事**很雷同。如果在一項練習中，你發現自己很難完整地達成，那麼一次只做一點點，也是很好的練習。

在整個大環境的影響下，做好、做滿、做完美已成為大眾認同的前進成功之指標，因此做不好、做少、做不完美便被污名化，被認為是停滯或倒退的行為，導致大家變得越來越貪心，做的事情越來越多，接收的資訊越來越複雜，最後迷失在自己原本的目標裡。

也許在你的工作場域無法達到一次只做一點點，但當你回到自我身心練習時，我非常鼓勵你<u>**一次只做一點點，一分鐘的動作、一分鐘的呼吸或一分鐘的靜觀**</u>，觀

察看看你的身心在這一點點積累中「正在發生什麼事」。

一顆心

其實就是**你願意為自己身心付出多少**。當你真心願意為自己的身心付出時間和心力，在身心練習裡就會自然地進入專注狀態；在外界有很多誘惑或干擾時，你仍會選擇先以自己身心為主。

你會把自我的身心健康這件事擺在優先第一，不會因任何理由而犧牲它，即便有突如其來的事件必須立即處理，也會在處理過程中繼續留意自己的身心變化，隨時調節身心平衡。

> 「大腦習知識，身體習姿勢，行動習經驗，
> 然後整合成自己的智慧。」
> ── 瑜療師碎念

關於「一個人」、「全人」的身心概念

某個星期二，我如常在前往教課的捷運上，我忘記在哪站，有一群年約六十幾歲的阿姨團走進車廂，阿姨們應當是結伴出遊，嘰嘰喳喳地討論行程和找位子坐。一切看似稀鬆平常，這就是我每天生活中的一部分。然而，卻在一個聲音突然竄起後，使得再正常不過的通勤車程起了變化。

那個聲音的音量很大，即使不用麥克風也能傳到另一節車廂；聲音的速度至少有兩倍速，聽得見每個字卻聽不清內容；音質過度清脆響亮，蓋過車廂行進中的軌

道聲；極高度的音頻大概可以唱海豚音，但最後會破嗓的那種；而聲調顯然是極其積極亢奮的，在一群高談闊論的阿姨中，這個聲音顯得特別突出。

當我發現清楚聽見這個聲音的當下，身體好像變得不太一樣。首先，我觀察到胃部有些許痠，腹部四周的肌肉正在微微緊縮，緊接著感覺胸口有點不對勁，胸口的表層肌肉和裡層肌肉都出現微微的縮緊和拉扯，使我有種心酸且快哭出來的感覺。

很快地，我也觀察到有股煩躁感升起，一種想要生氣的衝動隨之而來，這個既煩躁又生氣的感覺，從我的胃一路向上延伸至胸口、喉嚨，然後直竄至頭顱，我開始感覺到整顆頭顱腫脹、繃緊，甚至伴隨一點頭痛，接著整個身體被麻麻熱熱的感覺淹沒，呼吸也跟著變得短淺、不順暢。

但是，此時我知道自己正在搭捷運，需要前往工作的目的地。我靜靜觀察著這一個接一個的身體、呼吸和

情緒感覺，同時我也好奇著它們還會繼續變成什麼。我心裡想著：「再看看吧，先不急著調整。」

然而，麻熱的身體、短淺的呼吸，加上阿姨持續說話的聲音，的確讓我有個非常想逃離車廂的念頭，但理智面的我知道實際狀況是：「我現在正前往教課的捷運上，我現在人在這裡，阿姨們不是對我說話，她們只不過是開心地聊天而已」。

再過了一會兒，我明顯感覺到不順暢的呼吸轉變成胸悶，整個人是壓抑的，像有個百斤重物放在頭頂上，讓我變得有些僵硬，甚至無法移動。於是，我決定開始做**鼻口等長呼吸（80頁）**調節自己，直到呼吸稍微順暢，所有不舒服的感覺持續下降，當阿姨們到站離開車廂的那瞬間，我才真正感到如釋重負，整個人又回復到如往常搭車時的輕鬆感。

我很好奇自己的身心到底發生什麼事？因此我開始回顧和檢視剛剛約莫十來分鐘的歷程，並試圖連結看看

是否有似曾相識的感覺和經驗。

很快地,我發現方才的狀態,與我童年時某段日子因母親開刀住院無法照顧我,加上父親不在身旁,得由其他家人代為照料有關。只因當時我沒有一起和大家為家中長輩唱生日快樂歌,而遭受某位家人責罵及罰站時所發生的狀態相似。

我的身體記憶自動地將那位阿姨的聲音和懲罰我的這位家人聲音對接起來,因為她們有著同類型的聲量、聲調、音頻和語速。即便發生的人、事、物完全不相干,阿姨明明是開心地在講旅遊的事,卻在短短的十幾分鐘情境裡,讓我瞬間回到那個被責備的童年經驗,讓那個在當年無意識被傷害也無力反擊的我,在現在這個有意識觀察的我重新看見。

最後,我抱住那個小時候的自己並告訴她:「沒關係,因為當時妳還小,所以妳無法做些什麼而受了委屈。但現在我長大了,我有能力為自己做出每個回應。」我

清楚地感受到有種清明感迅速擴及我的全身上下和裡外，此時捷運也抵達目的地，我踏著輕盈愉悅的步伐下車，繼續我如常的一天。

「一個人」到底是什麼呢？

以上這段我的經歷，可看見「一個人」在面對各種人事物時，是如何運作及度過一個過程的。

事件發生：一些聲音出現讓我感到不舒服。
我想著：到底怎麼回事？
停下：我大口呼吸幾口，停住一會兒。

我觀察到：

- 當時的**人**
    - 一群阿姨乘客
- 當時的**事**
    - 一群阿姨乘客正在說話

- 我正在坐捷運
- 當時的**物**
  - 捷運車廂內的天花板、燈光、地板、椅子、扶把
  - 捷運行進中的軌道聲
- 當時的**自己**
  - 清楚地聽見阿姨的聲音
  - 我的身體好像變得不太一樣

我感覺到：

- 我現在的身體感覺
  - 音量很大
  - 音速很快
  - 音質清脆響亮
  - 音頻極高
  - 聲調積極亢奮
  - 胃些許酸
  - 腹部四周肌肉微緊縮

Yoga Therapy · 瑜伽療心室

- 胸口表層和裡層肌肉微微縮緊和拉扯

- 心酸

- 頭顱腫脹繃緊

- 頭痛

- 整個身體麻熱

- 胸悶

● 我現在的呼吸感覺

- 短淺

- 不順暢

● 我現在的念頭感覺

- 我知道自己正在搭捷運,因為需要前往工作目的地

- 我好奇這些感覺還會繼續如何變化

- 我告訴自己再看看吧,先不急著調整

- 我非常想逃離車廂

- 我知道阿姨不是在對我說話

● 我現在的內心感覺

- 煩躁

－生氣
- 我現在的整體感覺
　　－壓抑
　　－僵硬
　　－無法移動

最後當阿姨下車，整個情境解除，我又恢復到一如往常的搭車輕鬆感。

- 我<mark>發現</mark>
　　－剛剛發生的經歷與我童年的某段遭遇有關
- 我<mark>可以做</mark>
　　－當下我立即做出在心中抱住並鼓勵小時候的那個我的具體行動。

讀到這裡的你，如果你是我，你會怎麼做呢？通常我們遇到一個事件發生，大多會有這兩種反應：

反應 1：事件發生→怎麼辦→想盡辦法→<mark>解決</mark>。

反應 2：事件發生→怎麼辦→假裝不知道→<mark>逃避</mark>。

但如果嘗試練習這樣反應：

事件發生→怎麼辦→停下→觀察→感覺並寫下→發現→可以怎麼做→具體行動。

你覺得事件的走向將會如何？結果會變得如何呢？身為當事者，你的態度或因應方式會如何轉變？雖說遇到問題、面對問題、解決問題的觀點和態度沒有錯，但不是每個事件都通用。倘若今天遇到機械、工程、實驗或商業，與機器、數據相關的問題，或許直接執行這個觀點是非常適合的。

然而，今天的事件若是**與一個活生生的人相關**，那麼也許遇到、面對、解決問題的公式就不那麼合適，這樣不僅會忽略一個人在事件過程中，身心可能會出現的各種反應，還可能因此壓抑住「身為人」本就該發洩出來的感覺和情緒。

請別捨棄了自己的內在反應

最典型的例子像是「男兒有淚不輕彈」、「凡事不能用哭解決」、「生氣不是明智的」等,看起來似乎符合大眾既定的好形象,但實質上都暗示著我們「表達感受和情緒是不好的」、「用理智表達才是好的」,徹底忽略了一個人身心共存的原始樣子:當身體感到不舒服時,情緒也會顯示不舒服狀態;情緒感到舒服時,身體也會展現出舒服姿態。這就像是孩童時期想哭就哭、想笑就笑的自然釋放能力,最後卻在我們每次有意或無意的忽略、壓抑或逃避下,而變得毫無感覺甚至麻木不仁。

的確,人在面對一個事件時的**對外反應**總會有個優先順序,以因應當下的情境需求,但卻也不能捨棄過程中的任何一個**內在反應**。

回到剛剛分享的事件,如果當下我感覺生氣煩躁後,直接起身制止阿姨說話,似乎不那麼恰當,畢竟捷運裡不只有阿姨們,也有許多乘客正大聲聊天和講電話;如

果我選擇戴起耳機聽音樂,來壓抑心中的生氣煩躁感,可能隨之而來的是身體不適的反應。

因此,我選擇不避開,並**讓這個我無法控制的情境持續,僅觀察我自己正在發生什麼事**,直到情境解除並回顧檢視後,我獲得一個安撫小時候自己的療癒機會。

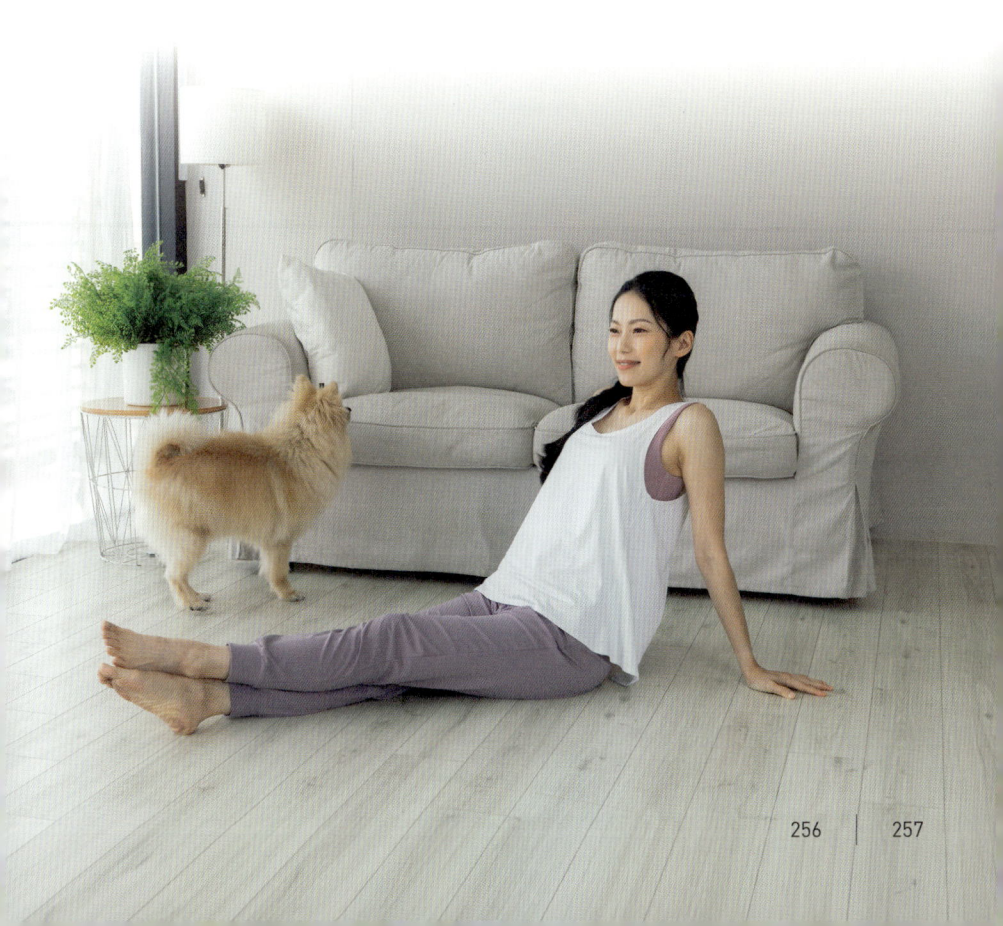

從觀察日常事件，
培養自我覺察能力

在日常生活中，當你遇到某個人、某件事或某物，且引發你一些感覺，可能是不舒服、不滿意、很喜歡或覺得開心時，嘗試不沉浸在這個單一感覺裡，反而能藉此打開觀察並記錄下來，從日常生活中一點一滴地培養你的自我覺察能力。

事件發生→我該怎麼辦→停下來

我觀察到：

- 當時的人＿＿＿＿＿＿＿＿＿＿＿＿＿＿＿＿

- 當時的**事** _____
- 當時的**物** _____
- 當時的**自己** _____

我感覺到：

- 我現在的身體感覺 _____
- 我現在的呼吸感覺 _____
- 我現在的念頭感覺 _____
- 我現在的內心感覺 _____
- 我現在的整體感覺 _____

- 我**發現** _____
- 我**可以做** _____

具體行動！

成為那個，最關心你自己的人

你可能會認為，不過就是一件看起來不怎麼樣的小事，為何非要看得如此清晰？的確不需要看得這麼細節，儘管讓身體自主反應就好，甚至連看都不用看！然而，這樣常覺得麻煩、想省略的想法，使我們在無形中一直切斷與自己的聯繫，經年累月下，我們才會覺得好像越來越不認識自己，或者好似離自己越來越遠。

當幾乎所有的身心相關專家、團體和媒體不斷地倡導要「愛自己」、「認識自己」和「覺察自己」，事實上，<u>**不願意花時間好好面對自己的身心狀態及耐心待在自己的身心過程裡**</u>，我們正在「不愛自己」、「遠離自己」和「忽略自己」。

在我們的成長背景、教育和社會環境促使下，大多數人遇到事件時的反應通常是「跳過過程」，直接來到解決方式及結果，在此事件的過程中<u>**自己真正發生了哪些事，大多處於「無意識狀態」**</u>，完全由大腦和理智控

制場面，反正只要讓整體情境看起來是可控並能繼續前進就好。

實際上，人體本身的機制運作並不是這樣的，我們全身佈滿各種神經接收器，它們持續接收外界環境和身體內部的訊息，並將這些訊息傳遞至大腦，在大腦進行辨別訊息後，好讓我們做出相對回應，因此我們才能自動做出看到階梯就跨出步伐、聽到大聲響就摀住耳朵、覺得肚子怪怪就找廁所等各種反應。

倘若我們接收的資訊越來越少：體驗單薄、感覺單調，或經常跳過某些過程：逃避、忽視、壓抑感覺，又或是我們習慣於特定回應：因為出現 A 所以找 B 解決，漸漸地**無意識行動會主宰著我們的生活**，反正心跳有跳、呼吸有在、能吃能排泄，有活著即可，因為這樣最省力、最方便。

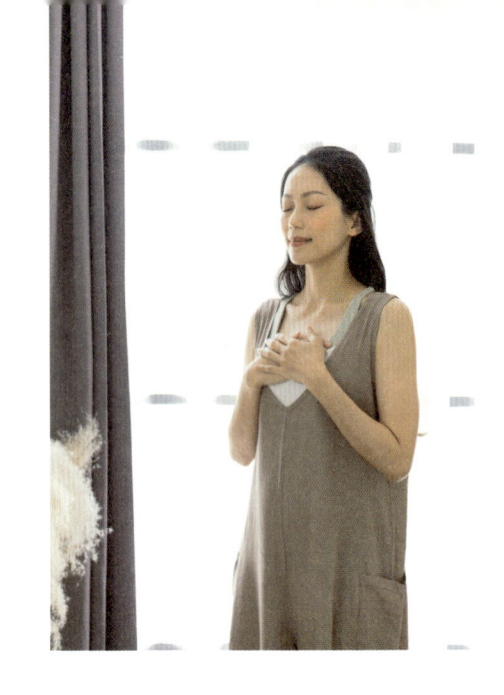

最簡單的自主練習,就從觀察日常活動開始

長期缺乏**「有意識行動」**的我們,身體的各項功能會逐漸退化,比如說習慣便捷的電梯,而不再關注如何運用雙腿上下樓梯;習慣便利的打字,而忘記手寫的字體筆畫。再加上現今的龐大資訊及更新速度,很多時候根本是眼睛才剛看到、耳朵尚未聽到,訊息便結束了,這使得人們長期在光速般的節奏下,沒有耐心的程度比以前更加倍,更別說願意花時間停下,慢慢地、用心地走過整個過程。

在日常生活中練習觀察，真的是我個人非常建議的**自主練習**！很多時候學員都會問我：「平常可以做哪些動作或呼吸，幫助自己舒緩痠痛、放鬆或減壓？」除非是個案本身有個人需求與課程進度，我才會指定特別練習，否則的話，我通常都會建議大家**從觀察自己的日常活動開始**。

你可以在常規的運動中做觀察，也可以僅透過走路時做觀察，甚至在任何的用餐、洗漱時刻中做觀察，透過**觀察日常事件（258～259頁）**中的每個引導項目，逐一觀察自己的感受。

我認為，**日常生活中的觀察練習遠比瑜伽墊上的觀察更為重要**，瑜伽課裡老師所做的各種指引，皆是在培養練習者的自我觀察能力。當練習者一離開瑜伽墊後，就得帶著這樣的自我觀察能力，在日常生活中繼續練習，讓觀察練習不間斷，**讓觀察成為日常生活如吃飯喝水般的存在，讓觀察成為自己生命中不可或缺的一部分。**

全人健康（Whole Person Health）：
提升身心健康的觀念，卻經常被忽略

在古老的年代，身為印度三大聖典之一的奧義書（Upanisads），其中的泰帝利耶奧義書（The Taittiriya Upanishad）將一個人的自我分為五個層次，分別是：食物構成的自我、氣息構成的自我、思想構成的自我、知識構成的自我及歡喜構成的自我。前兩者是屬於生理的自我，而後三者是精神的自我，其中歡喜構成的自我，意味著我了解到自我本質與真我，從這五個層次的自我中便可組成**一個人的存在樣貌**。

而瑜伽哲學裡提及的「五層身（Five Koshas）」知識即源自於泰帝利耶奧義書，認為一個人的組成是由五層外殼相互包裹圍繞，通過瑜伽方法從最外層的身體層練習開始，逐層練習能量層、心智層、智慧層，最終抵達最內層的喜悅層而找到真我（Atman），喚醒最深層的自我實現狀態。

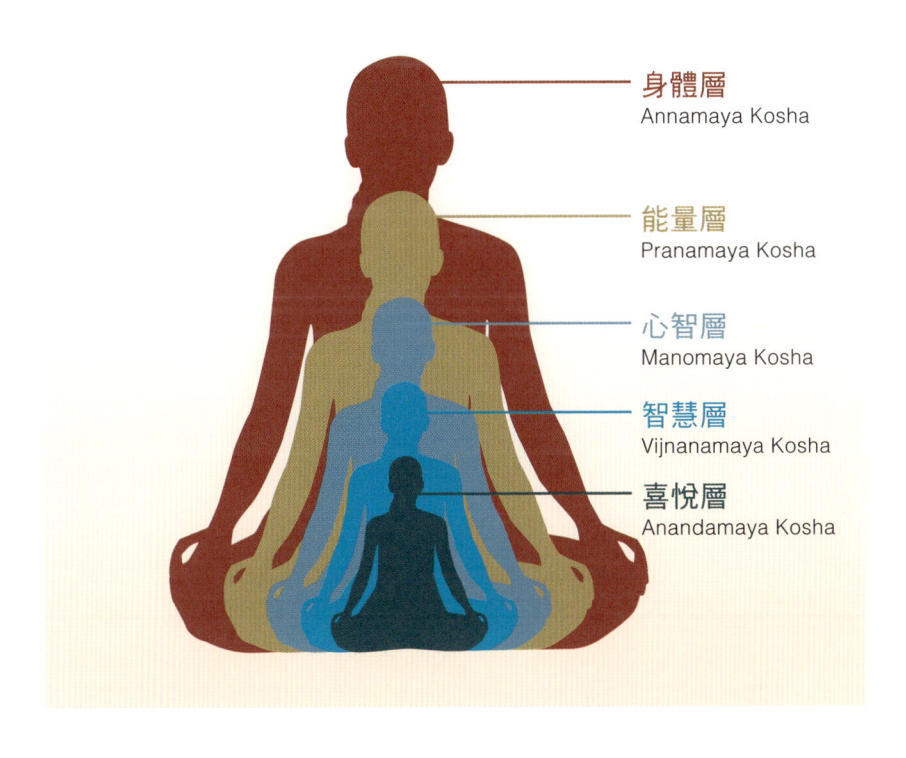

身體層　Annamaya Kosha
能量層　Pranamaya Kosha
心智層　Manomaya Kosha
智慧層　Vijnanamaya Kosha
喜悅層　Anandamaya Kosha

身體層（Annamaya Kosha）：食物、空氣、水、軀殼。
能量層（Pranamaya Kosha）：呼吸、氣息、能量。
心智層（Manomaya Kosha）：念頭、思想、想法、認知。
智慧層（Vijnanamaya Kosha）：內在感覺、內在感受、個人經驗。
喜悅層（Anandamaya Kosha）：個人體悟、自我連結。

1870年，美國內科暨精神科醫師 George Engel 提出「生物心理社會模式（Bio-psycho-social Model）」，主張一個人的健康和疾病，與其生理性、心理性及社會性息息相關。

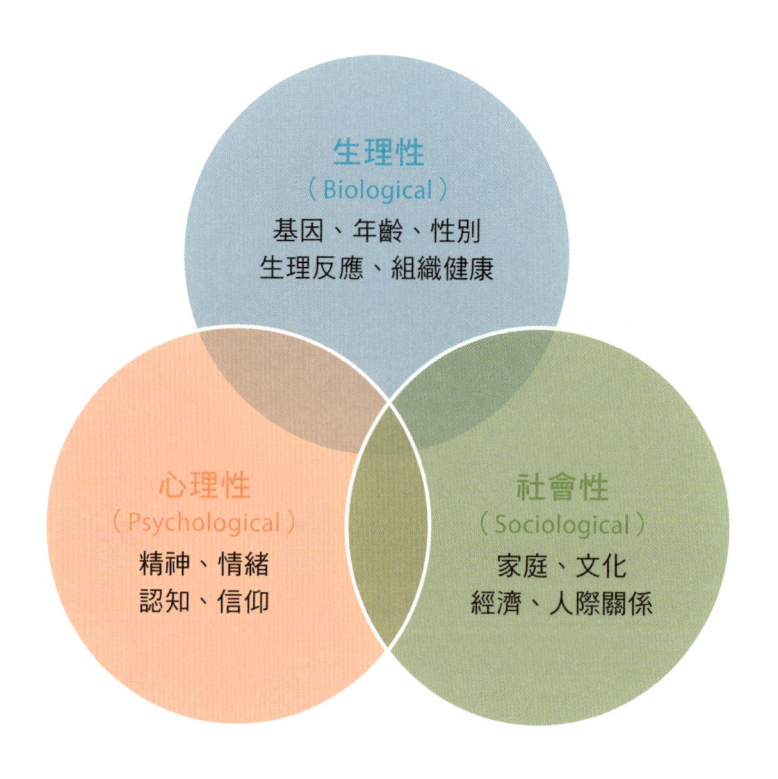

生理性
（Biological）
基因、年齡、性別
生理反應、組織健康

心理性
（Psychological）
精神、情緒
認知、信仰

社會性
（Sociological）
家庭、文化
經濟、人際關係

Yoga Therapy · 瑜伽療心室

在世界衛生組織（World Health Organization, WHO）的章程中聲明：「**健康是身體、精神和社會適應的完整狀態，而不僅是沒有疾病或虛弱。**」並補充說明這是一種幸福狀態，在這種狀態下，個人能認識到自己的能力、能應對生活中的正常壓力、能有效地工作，並且能為其團體或社區做出貢獻。

美國國家補充和整合健康中心（National Center for Complementary and Integrative Health, NCCIH）也主張，全人健康需要**關注整個人**，而不只是單獨的身體器官、生理系統或治療特定疾病，而是**專注於恢復健康、提高復原力和預防疾病**。因此，應著重將多種可能造成健康或疾病的因素列入考量，且更需要幫助並賦予個人、家庭、社區及族群之權利去做選擇，以改善各種相互關聯的生物、行為、環境和社交。

健康和疾病不是分離、不相關的狀態，而是發生在一條可以朝兩個不同方向發展的路徑上：走向健康或走

向疾病。而在這條路上有許多因素交錯複雜影響，包括：

- 一個人的生物組成：基因、遺傳
- 一個人的健康或不健康行為：均衡飲食 vs. 不良飲食、經常活動 vs. 久坐不動、釋放壓力 vs. 累積壓力、充分休息 vs. 長期熬夜
- 一個人的生活環境：出生、成長、家庭
- 一個人的社交關係：同儕、同事、朋友、伴侶

從以上的資訊演進，更顯示出自古以來在尚未有科學研究前，就已有**一個人**、**整個人**、**整體**、**全人**的觀念存在，差別只在於用詞和闡述的方式不同。

我進一步將瑜伽哲學、現代科學及瑜伽療癒所提出的各種概念整理如下頁圖示，更清楚展示出看待一個人的重要性。

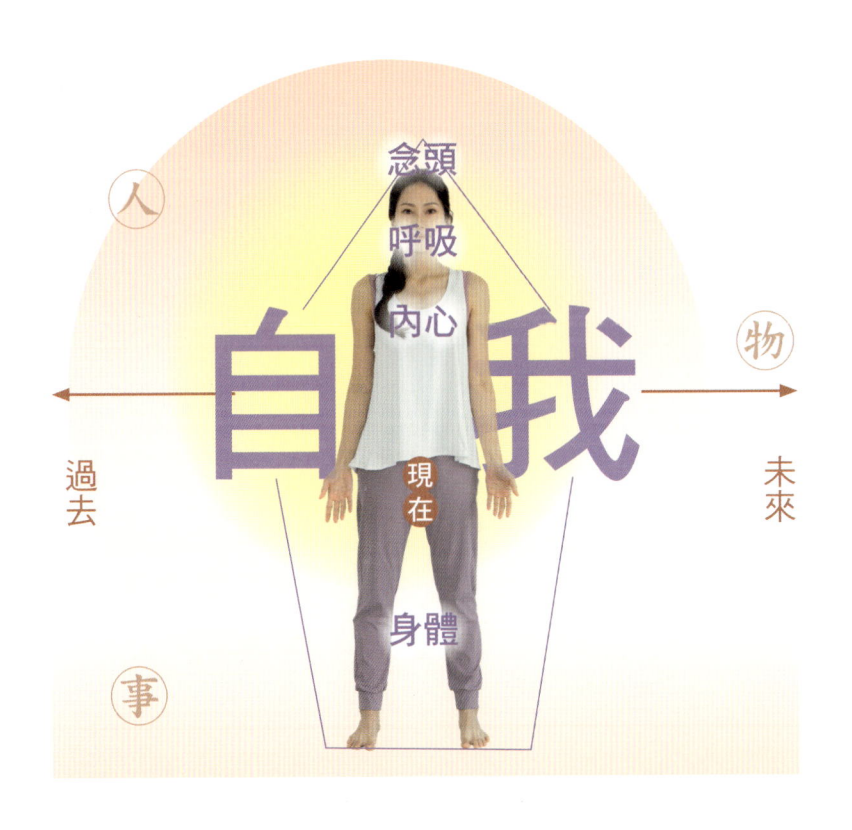

- **身體**：先天結構、後天姿勢動作
- **呼吸**：無意識呼吸、有意識呼吸
- **念頭**：思想、知識、認知
- **內心**：心情、感受、情緒
- **自我**：生命意義、人生任務

一個完整的人，可說是**由外而內、由內而外的交互不息連結**，在這個交互不息的連結中，**同時又受到其他人、事、物與時間影響**，只要人活著，它們就會持續運作著。這也就是為什麼你可能一整天都在進行同件事，卻在不同時段有不同感覺；明明是同一句話，從不同人的口中說出，你對此句話就會出現不同反應或不同解讀；又或者相同事件，因你當下的一個念頭變化，而給予不同評論。

　　一個完整的人，也可說是從具體的外在，一路往非具體的內在探索與成長。

　　我們人原本只是為了「要生存下來」而呼吸、攝取食物和水的身體軀殼，在進入群體學習持續與周遭的人事物互動，並獲得一些個人經驗後，便會開始思考「我要如何生存」，甚至進一步思索「我要如何生活」，乃至更深入地探究「我的生命意義」。同時，「我的生命意義」也會無時無刻支持著「我要如何生活與生存」的

選擇，是一個持續相互依存與影響的關係。

也許你會認為「我只要能吃飽、喝足、會呼吸，能生存下來就好」，但仍需要群居的我們，終究還是得進入整個社會和大環境，與人、與團體、與所有生命和非生命共同生活，倘若沒有善用大腦思考及判斷，我們可能會生活得阻礙重重；倘若沒有用內心觀察及感受，我們可能會無法做出適當的抉擇，進而影響生活品質，甚至是整個人生的品質。

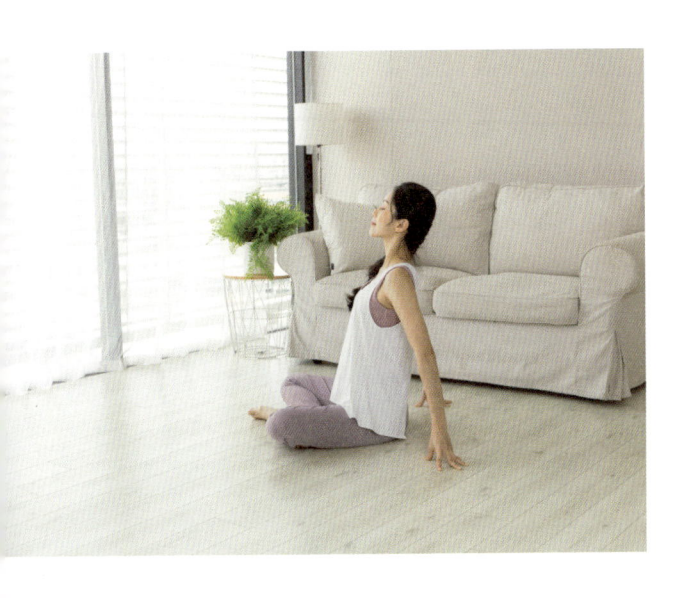

透過深度自我思考與整理，撕下單一標籤

當你真心希望自己能活得健康、健康老去及健康壽終，鼓勵你進一步思考和整理：

自我思考 1 我希望自己是身體健康、心理健康、生活健康，還是全部都要含括的全人健康（Whole Person Health）、整體健康（Wellness）？

整理：＿＿＿＿＿＿＿＿＿＿＿＿＿＿＿＿＿＿＿＿

＿＿＿＿＿＿＿＿＿＿＿＿＿＿＿＿＿＿＿＿＿＿＿

自我思考 2 我可以怎麼做？

整理：＿＿＿＿＿＿＿＿＿＿＿＿＿＿＿＿＿＿＿＿

當你出現某些不健康或亞健康狀態時,也鼓勵你這樣思考和整理:

自我思考 3 現在有個症狀出現,它正在提示我什麼?

整理:_____

自我思考 4 除了基本的醫藥治療,我還能做些什麼輔助治療以幫助我的復原?

整理:_____

自我思考 5 此外,在我生活中的家庭、工作與人際關係,我可以怎麼調整,以協助提升我的治療效益和復原品質?

整理:_____

從前的頭痛醫頭、腳痛醫腳之單一治療、對症下藥觀念，雖然看起來也能迅速達到效果，然而就長遠來看，如果你真心希望自己活得健康，並且是身、心、生活都健康，那麼就必須全面、廣泛、多面向的看待自己，而不是僅用一個詞或一句話替自己下結論。

走向全人健康的方法之一：
瑜伽療癒（Yoga Therapy）

身為瑜伽療癒師（Yoga Therapist）的我必須再次強調：「瑜伽是恢復和維持身心健康的一個方法，**但絕對不是唯一的方法。**」

教課多年來，總會遇到學員向我提到，某些瑜伽教學者在教學時強調「做什麼動作就能治癒什麼」，甚至請他們盡可能不使用藥物治療。也曾遇上幾位來嘗試我瑜伽療癒課程的個案，由於我並沒有清楚地提供他們「治療方法」，也沒有讓他們有「被治好」的感覺而失望離

開。更曾有瑜伽教室因想將「瑜伽療癒」一詞置入招牌，其經營團隊中有夥伴感到困惑，而與我討論和釐清瑜伽療癒的執業範疇。

儘管瑜伽在科學實證中一次次受到支持，證實瑜伽練習能達到某種程度的幫助效果，但是瑜伽所提供的方法**並非適合與適用於每個人的現狀**，它不應該被誤認為是可以治癒病症的。然而，隨著健康風潮與媒體興起，似乎所有方法都能與「治療某症狀」扯上關係，在社交媒體上有影響力的人，經常說某個方法能治療某個症狀，更弔詭的是，大部分人即便知道發話者沒有相關專業背景，又或者說法沒有明確來源可朔，卻仍深信不疑。

只定睛單一症狀，
就看不清楚身心的全貌和訊息

在治療上，當涉及到包括瑜伽在內的任何輔助措施時，了解它們的侷限性更是重要。例如憂鬱症、焦慮症、

飲食失調症、創傷後壓力症及其他嚴重的生理或心理等病症，不能只看單一症狀和原因，它們必須以**個別化的各種身心專業評估、各項身心方式介入**及**長期執行實施**，才有可能逐漸痊癒。

雖然不可否認地，瑜伽能夠感覺到某種治療性，但**感覺好些與康復是兩回事**，尤其是有嚴重的生理或心理病症，傳統醫療的治療是不可缺席的。如果你自己或身旁親友感到悲傷、焦慮或壓力不堪，**瑜伽可能可以提供適時幫助，但絕對不能代替治療**，瑜伽也可以做為傳統醫療中的補充方法，適度幫助減緩症狀。

在教學上，大多數的瑜伽課都是由認證的瑜伽指導師（Yoga Instructor）教授，旨在「於團課中指導一般學員安全的進行體式法、呼吸法和冥想」；而認證的瑜伽療癒師（Yoga Therapist）所接受的培訓，旨在「於個人課程或特定團體中幫助及設計內容，供給特定需求的對象」，然而即便如此，完成這項相關培訓的瑜伽療癒師

也不是任何認證的物理治療師（Physical Therapist）、心理治療師（Psychotherapist）或臨床諮商師（Clinical Psychologist）。

瑜伽療癒所要實踐的即是「整合及全人健康」，透過瑜伽方法輔助一個人的身、心及生活，讓一個人能重新調節、恢復平衡及邁向健康，其最終三大目標是：

賦權──將掌控權完全交給練習者

培養練習者能獨立照顧自我身心健康的能力，並為自己的身心負責與做決定，而非依賴瑜伽療癒師或其他專業人員來照顧練習者的身心健康。

以人為本──以練習者本人為主

瑜伽療癒師就像是 Google 導航，提供練習者目的地及行駛路線建議，至於練習者本人想透過機車、汽車或大眾運輸前往目的地，以及選擇哪條路線，皆由練習者自行決定，瑜伽療癒師無權替練習者做任何決定，更不能直接指定練習者應該做什麼或不該做什麼。

> **全面性——考量及關注到練習者的生理、心理和生活等各方面**

當一名練習者因某個身或心病症來到課程裡，身為瑜伽療癒師的我，會先在課前了解該練習者的醫療歷史、就醫現況及其他生活狀況，並不會直接針對其症狀做出對症下動作的回應。瑜伽療癒師會先採用一些瑜伽方法讓個案嘗試，並透過雙向溝通評估出個案目前的整個狀態輪廓，接著才進一步規劃練習方案，並與個案討論取得同意和共識，且此方案還需依據個案當下情況隨時做修改。

同樣地，若將瑜伽療癒的賦權、以人為本與全面性的概念放進一般瑜伽課程，我相信就不再只是強調完成各種體式和呼吸法，更需要做的是**「全面練習和觀察」**，除了身體和呼吸這兩者屬具體較易先著手外，其他屬於個人的精神、思想、情緒、感受、生活等，都是在瑜伽課前、中及課後，練習者需要持續且長期進行的練習。

當然你也必須知道：

1. 練習瑜伽就像擦保養品、吃保健品，或其他健康習慣一樣，必須常態且持續地做，它才可能對你的身心有助益。

2. 透過瑜伽來維持身心健康肯定也不夠，還是需要多嘗試其他不同的身心活動。

3. 你永遠不能將瑜伽當成單一答案。

4. 瑜伽可以成為你的整體醫療計劃中補充方法之一，但並不能取代整體醫療計畫。

人本來就是個很複雜的有機體，無論是先天的結構和機制，後天的養成和塑造，外加分秒都在變化的事物和環境，倘若要以三言兩語替一個人的身心健康下結論，著實不公平。

不得不說，以身心、整合和全人健康觀點為出發的練習方式確實麻煩和辛苦，畢竟要考量、關照與協調的面向實在太多了，我也確實碰過有些人會覺得：「不就練個瑜伽嘛，就運動而已，何必搞得這麼麻煩！」不過，若你真心誠意希望自己健康地活著、有品質地活著乃至

壽終正寢,那麼:

> 「為自己身心所付出的時間和心力,
> 絕對要比為他人他事付出的多很多!」
> —— 瑜療師碎念

...

無論你現在正在發生什麼事,
請「持續練習下去」～

身為一個人,我們擁有絕對的選擇權,包含選擇走向健康或疾病。若你決定選擇走向健康,那麼更要選擇利於自我照護、預防疾病及維持健康的生活方式。因此,倘若現在的你仍舊:

- 糾結哪個瑜伽動作做不到、哪個呼吸法做不好
- 想盡辦法解決某個病痛、某種困境
- 困頓於同樣情境、重複於同樣狀況

我真心鼓勵你嘗試**完整身心練習 8 步驟（236 頁）**：

- 暫停
- 慢下來
- 身體、呼吸活動和靜觀（七大主題任一項練習）
- 留意
- 觀察
- 感覺
- 寫下
- 在生活中繼續練習（**觀察日常事件，258～259 頁**）

也許你會發現，自己一直以來總是緊抓不放某些東西、總是徹底忽略某些現象，又或者習慣快速逃避某些狀態。或許當你嘗試了這一小段身心練習過程後，會更知道你自己想要怎麼做、可以怎麼做！

「只是做，或有意識的做？只是活，或有品質的活著？身體健康，或完整健康？一切掌握在你自己的選擇間。」
　　　　—— 瑜療師碎念

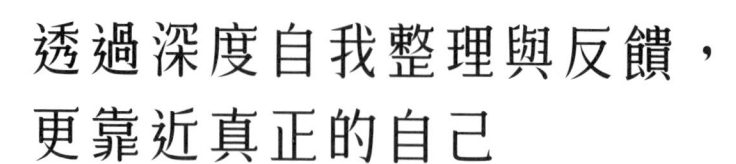

透過深度自我整理與反饋，
更靠近真正的自己

自我整理 1 我在閱讀這本書後，學到哪些？

反饋：

自我整理 2 我最想將書中哪些概念運用至我的日常生活？

反饋：

自我整理 3 我想要怎麼做？

反饋：

Yoga Therapy · 瑜伽療心室

自我整理 4 我要從哪裡開始做？

反饋：_____

_____

自我整理 5 我要何時開始做？

反饋：_____

_____

具體行動！

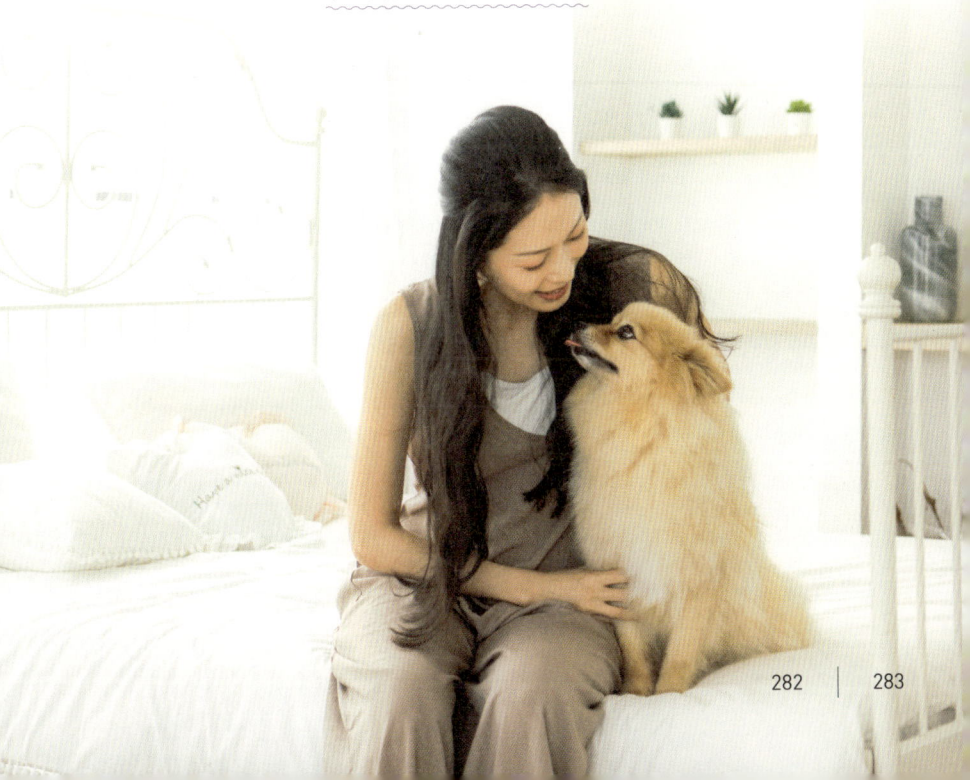

本書參考文獻

- Cleveland Clinic（2021）. The Yoga Pose You Need: The Health Benefits of Legs Up the Wall. Retrieved from https://health.clevelandclinic.org/benefits-of-legs-up-the-wall/?fbclid=IwAR2zbHkvFtMQ6nJvBvongwqCbMSYI2pX7WHDhlCcTIN8cyDzVE2H-pjerhk

- Dr. Arielle Schwartz（2023）. 6 Vagus Nerve Exercises to Boost Your Well-being – Free Online Yoga Video. Retrieved from https://yogauonline.com/yoga-practice-teaching-tips/yoga-practice-tips/6-ways-to-stimulate-your-vagus-nerve-with-yoga-and-breathing/

- Emily Cronkleton（2019）. 10 Breathing Techniques for Stress Relief and More. Retrieved from https://www.healthline.com/health/breathing-exercise

- Emily Cronkleton（2020）. The 5 Koshas: What They Mean in Eastern Philosophy. Retrieved from https://www.healthline.com/health/mental-health/koshas

- Eric Suni and Dr. Anis Rehman（2023）. Yoga and Sleep. Retrieved from https://www.sleepfoundation.org/physical-activity/yoga-and-sleep

- Harvard Health Publishing. Yoga for Better Mental Health（2021）. Retrieved from https://www.health.harvard.edu/staying-healthy/yoga-for-better-mental-health

- Linda Graham（2023）. Five Exercises To Calm Our Body's Stress Response and Restore Resilience. Retrieved from https://kripalu.org/resources/five-exercises-calm-our-bodys-stress-response-and-restore-resilience?fbclid=IwAR2ibZf5j7B6eYAMOcHswiRRO3sgijtpmL4nzzJztNR3uMZPiwK3pjR8UnU

- Marlysa Sullivan with Laurie C. Hyland Robertson（2020）. Understanding Yoga Therapy. New York: Routledge.

- Mental Health America. Compassion Fatigue, Empathy Burnout for Health Care Workers: Which is it? Retrieved from https://mhanational.org/compassion-fatigue-empathy-burnout-health-care-workers-which-it?

- Mental Health Foundation. Stress. Retrieved from https://www.mentalhealth.org.uk/explore-mental-health/a-z-topics/stress

- Muhammad Khir S, Wan Mohd Yunus WMA, Mahmud N, Wang R, Panatik SA, Mohd Sukor MS and Nordin NA（2024）. Efficacy of Progressive Muscle Relaxation in Adults for Stress, Anxiety, and Depression: A Systematic Review. Retrieved from https://www.dovepress.com/efficacy-of-progressive-muscle-relaxation-in-adults-for-stress-anxiety-peer-reviewed-fulltext-article-PRBM

- National Center for Complementary and Integrative Health. Complementary, Alternative, or Integrative Health: What's In a Name?（2021）. Retrieved from https://www.nccih.nih.gov/health/complementary-alternative-or-integrative-health-whats-in-a-name?

- National Center for Complementary and Integrative Health. Stress（2022）. Retrieved from https://www.nccih.nih.gov/health/stress

- National Center for Complementary and Integrative Health. Whole Person Health: What You Need To Know（2021）. Retrieved from https://www.nccih.nih.gov/health/whole-person-health-what-you-need-to-know

- National Institute of Mental Health. GREAT: Helpful Practices to Manage Stress and Anxiety（2021）. Retrieved from https://www.nimh.nih.gov/news/media/2021/great-helpful-practices-to-manage-stress-and-anxiety

- Neil Pearson, Shelly Prosko and Marlysa Sullivan（2019）. Yoga And Science In Pain Care. London: Jessica Kingsley.

- Neil Pearson（2016）。《了解疼痛，重新樂活》。蔡士傑、吳政儀、曾俊智譯。臺北：藍海曙光。（原著出版於 2007 年）。

- NIH News in Health. Feeling Stressed? Ways to Improve Your Well-Being（2021）. Retrieved from https://newsinhealth.nih.gov/2021/01/feeling-stressed

- Paige Fowler（2022）. Breathing Techniques for Stress Relief. Retrieved from https://www.webmd.com/balance/stress-management/stress-relief-breathing-techniques
- Peter Levine（2023）。《喚醒老虎》。吳煒聲譯。臺北：采實文化。（原著出版於 1997 年）。
- Sat Bir Khalsa, Lorenzo Cohen, Timothy McCall and Shirley Telles（2016）. The Principles and Practice of Yoga in Health Care. London: Handspring Publishing.
- Stephen W. Porges（2023）。《多重迷走神經找回安全感與身心治癒的全新途徑》。謝汝萱譯。臺北：柿子文化。（原著出版於 2017 年）。
- World Health Organization. Health and Well-Being. Retrieved from https://www.who.int/data/gho/data/major-themes/health-and-well-being
- YogaTherapy.Health. Ancient and Modern Approaches to Whole-Person Health（2023）. Retrieved from https://yogatherapy.health/2023/08/04/ancient-and-modern-approaches-to-whole-person-health/
- 心道法師（2004）。《九分禪：每天與真實的自己相處九分鐘》。新北市：靈鷲山般若文教。
- 辜琮瑜（2018）。《三生有幸——生活、生命與生死生生平安》。檢自 https://www.youtube.com/watch?v=IvK2U9HNSL8
- 黃寶生（2017）。《奧義書》。臺北：自由之丘。
- 鈴木俊隆（2015）。《禪者的初心》。梁永安譯。臺北：橡樹林文化。（原著出版於 1972 年）。
- 臺灣醫學會，失眠之診斷：從病因說起。檢自 http://www.fma.org.tw/2009/E-20-1.html

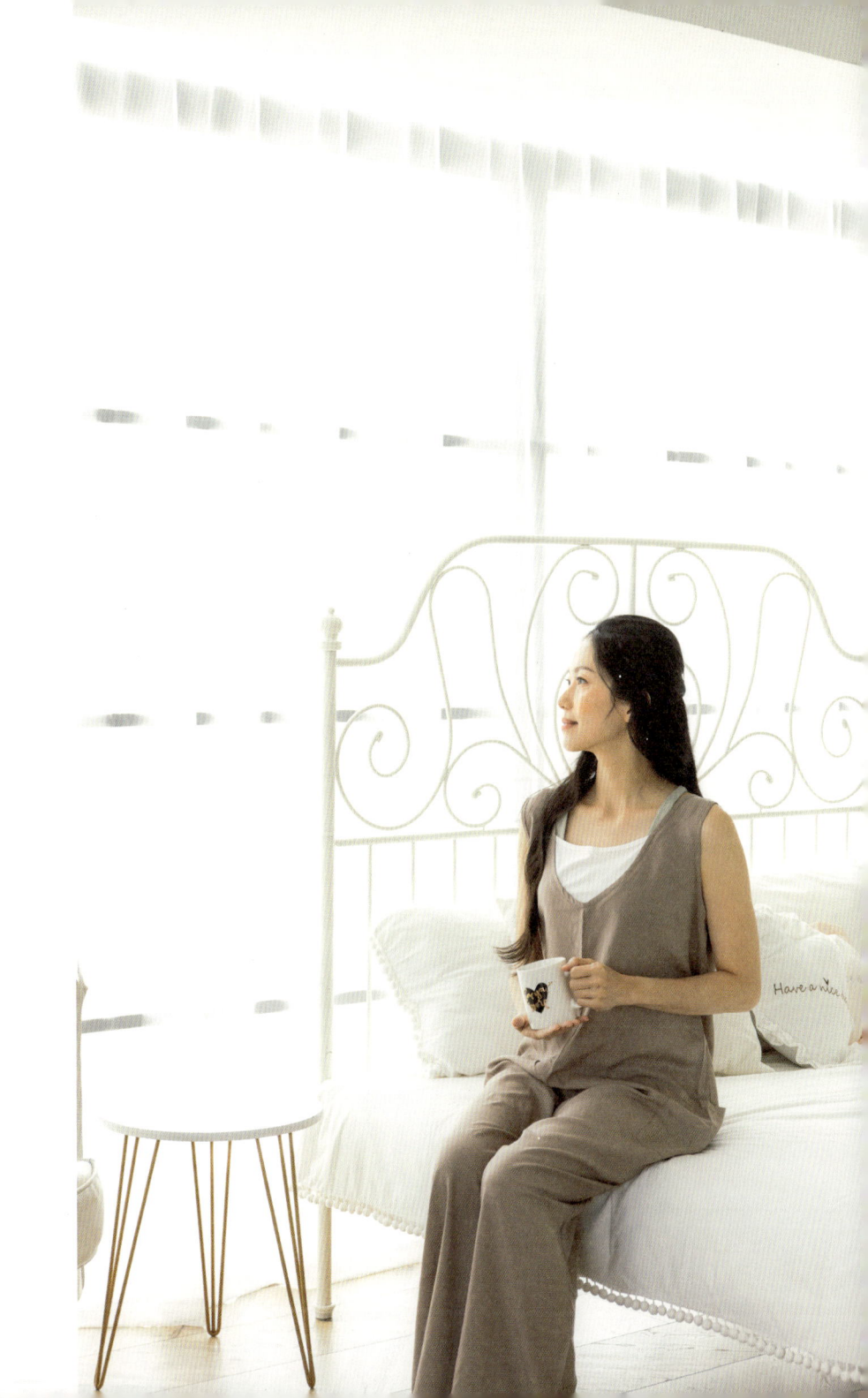

瑜伽療心室

寫給分心、疲乏、壓力、失眠、疼痛、焦慮、憂鬱的你，
體貼身心的指引練習

作　　　者：王旭亞 Jelly Wang
特約攝影：Hand in Hand Photodesign 璞真奕睿影像
封面設計：三人制創
內文設計、排版：王氏研創藝術有限公司
責任編輯：蕭歆儀

總　編　輯：林麗文
主　　　編：高佩琳、賴秉薇、蕭歆儀、林宥彤
執行編輯：林靜莉
行銷總監：祝子慧
行銷企畫：林彥伶

出　　　版：幸福文化／遠足文化事業股份有限公司
地　　　址：231 新北市新店區民權路 108-1 號 8 樓
電　　　話：(02) 2218-1417
傳　　　真：(02) 2218-8057

發　　　行：遠足文化事業股份有限公司（讀書共和國出版集團）
地　　　址：231 新北市新店區民權路 108-2 號 9 樓
電　　　話：(02) 2218-1417
傳　　　真：(02) 2218-1142
客服信箱：service@bookrep.com.tw
客服電話：0800-221-029
郵撥帳號：19504465
網　　　址：www.bookrep.com.tw

法律顧問：華洋法律事務所 蘇文生律師
印　　　製：凱林彩印股份有限公司

出版日期：西元 2024 年 7 月 初版一刷
定　　　價：399 元

著作權所有・侵害必究 All rights reserved
【特別聲明】有關本書中的言論內容，不代表本公司／出版集團
之立場與意見，文責由作者自行承擔

國家圖書館出版品預行編目 (CIP) 資料

瑜伽療心室：寫給分心、疲乏、壓力、
失眠、疼痛、焦慮、憂鬱的你，體貼
身心的指引練習 / 王旭亞 Jelly Wang
著. -- 初版. -- 新北市：幸福文化出版
社出版：遠足文化事業股份有限公司發
行, 2024.07
　面；　公分
ISBN 978-626-7532-01-0 (平裝)
1.CST: 瑜伽 2.CST: 心靈療法
411.15　　　　　　　　　113009829

書　號：0HDB0030
ISBN：9786267532010
ISBN：9786267532027 (PDF)
ISBN：9786267532034 (EPUB)